Knaur

ULRIKE GRUNERT
DR. MED. DETLEF GRUNERT

Ayurveda-Yoga für die Wohlfühlfigur

- In drei Stufen zu Ihrem Wunschgewicht
- Beweglichkeit, Kraft und Energie gewinnen

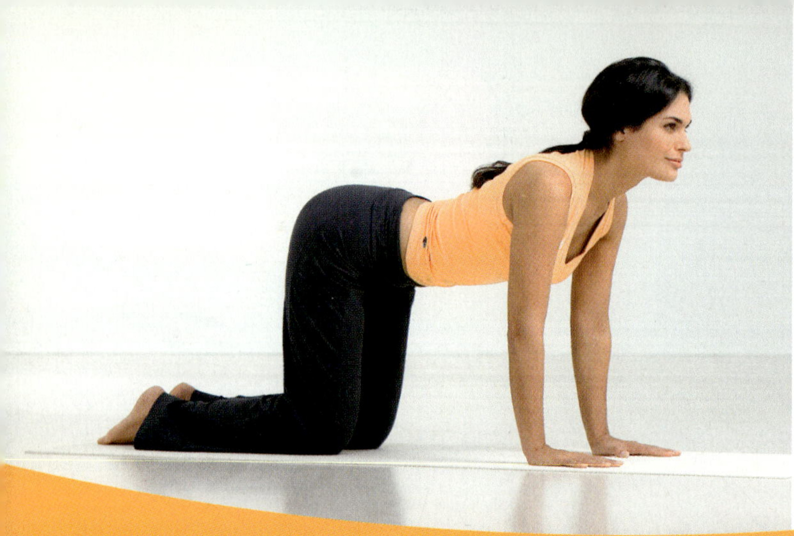

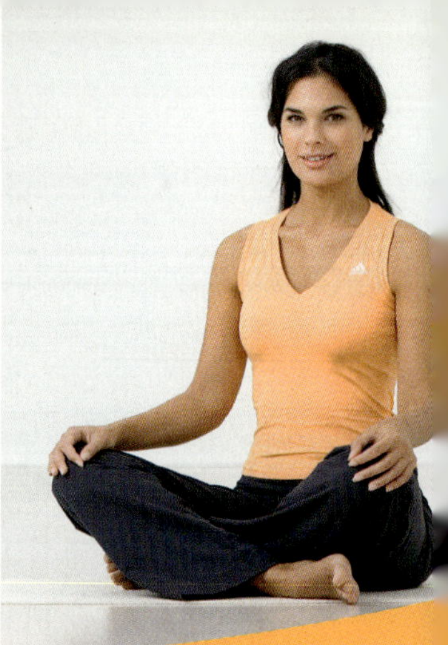

VORWORT 4

1 Grundwissen für den Weg zur Wohlfühlfigur 6

Körpergewicht und Beweglichkeit 8

Die Konstitution im Ayurveda 10

Ayurveda und die moderne Wissenschaft 12

Die Kapha-Konstitution – Stärken und Schwächen 15

Wellness-Tipps für Menschen mit viel Kapha in der Konstitution oder Kapha-Störung 19

2 Mit Ayurveda-Yoga zu vollkommenem Wohlbefinden 20

So wirkt Ayurveda-Yoga 22

Positive Effekte von Ayurveda-Yoga 25

3 Schritt für Schritt zur Wohlfühlfigur 32

Unbeweglich und übergewichtig 34

Ergänzende Maßnahmen aus dem Ayurveda 38

4 Ayurveda-Yoga macht leicht und beweglich 40

Yoga-Asana-Programme setzen Lebensenergie frei 42

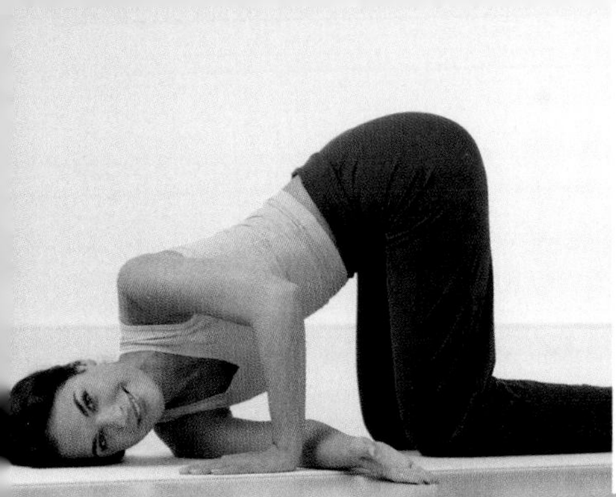
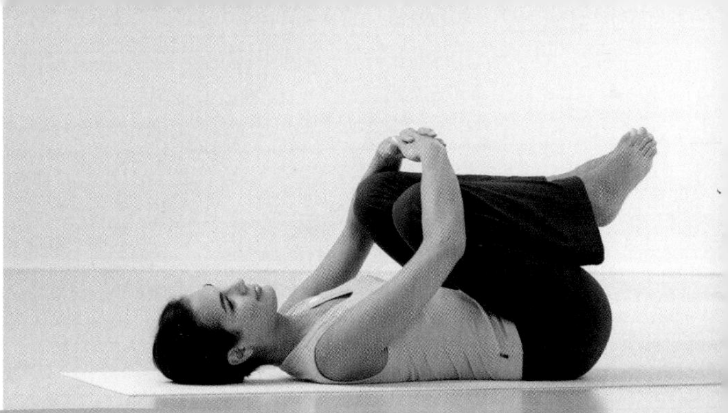

So üben Sie richtig 44

Programm 1: Energie im Körper entfachen 45
Atemübung 46
Abklopfen der Energiebahnen 48
Lebensenergie wecken 49
Grundübung I 49
Grundübung II 51
Bogenschützenhaltung 52
Ausgleichshaltung 53

Programm 2: Die Wirbelsäule im Zentrum des Bewusstseins 54
Übungsreihe für die Wirbelsäule 56
Ausgangshaltung 56
Kindhaltung 56
Katzenhaltung 57
Vierfüßlerstand 58
Hundhaltung 58
Drehung 58
Stützhaltung 59
Fersensitz 61
Kamelhaltung 61
Seitendrehung 63

Programm 3: Asanas für einen guten Stoffwechsel 64
Übungsreihe für einen gesunden Stoffwechsel 65
Arm-Bein-Hebeübung 65
Grätschen und Kreuzen der Beine 67
Halbe-Boot-Haltung und Schulterbrücke 68
Krokodildrehung 72
Entspannung 74
Atemübung 75

Literatur und Adressen 77
Register 78
Impressum 79
So üben Sie Ayurveda-Yoga mit der CD 80

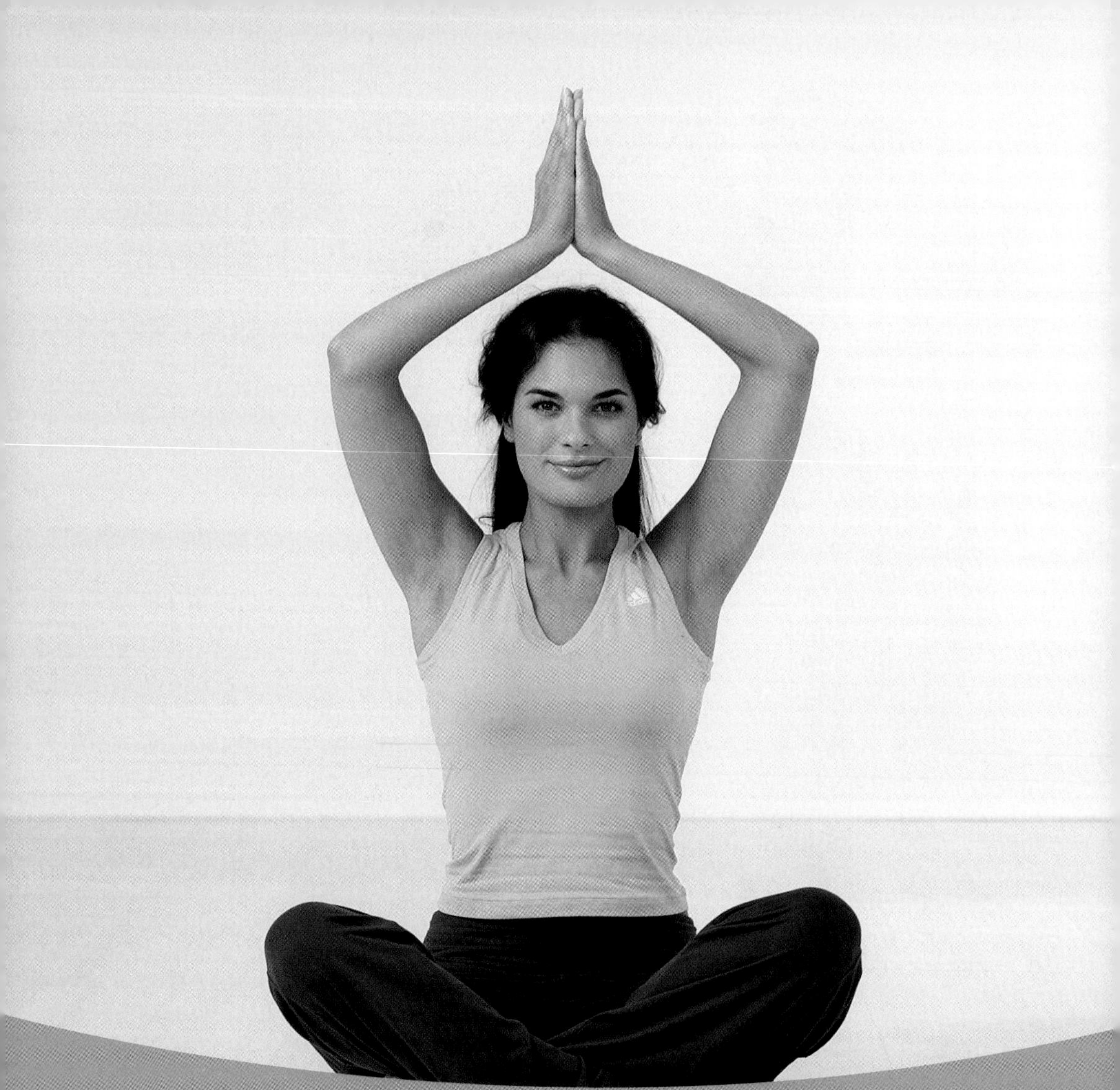

Vorwort

Uns allen ist bewusst: Bewegung ist wichtig – wir wollen körperlich und geistig beweglich sein!

Beweglichkeit bedeutet, sich immer wieder auf neue Situationen im Alltag einstellen zu können und dabei die seelische Balance zu bewahren. Wer an Bewegungsschulung denkt, sieht meist Bilder aus Sport, Gymnastik oder Tanz – vielleicht auch aus dem medizinischen Bereich, der Krankengymnastik. Obwohl Form, Mittel und Absicht sehr unterschiedlich sind, gibt es einen gemeinsamen Nenner: Bewegung hat etwas mit Leistung zu tun – es gilt, eine allgemeingültige Norm zu erreichen.

Die Lehre von Ayurveda und Yoga sieht den Menschen jedoch ganz klar als Individuum: Wir kommen mit einer bestimmten Konstitution auf die Welt und diese gilt es immer wieder ins Gleichgewicht zu bringen, wenn sie sich durch unsere Lebensumstände manchmal verändert. Menschen mit einem hohen Kapha-Anteil (Stabilität, Ruhe und Festigkeit gebendes Prinzip im Körper) sind von Natur aus eher kräftig gebaut und bewegen sich nicht so gerne und viel. Sie neigen bei einem bewegungsarmen Alltag und gutem Essen leicht zu Übergewicht. Doch gibt es die Idealfigur? Wie erkenne ich mein individuelles Idealgewicht und was kann ich tun, um es zu erreichen und zu halten?

Mithilfe von Ayurveda lerne ich meine Veranlagung kennen und Ayurveda-Yoga bietet ein großes Angebot an Atem-, Bewegungs- und Entspannungsübungen, um mein individuelles Programm zu finden. Dieses führt mich zu meinem persönlichen Idealgewicht und meiner Wohlfühlfigur – so erreiche ich mehr Beweglichkeit in Körper und Geist, fühle mich im Gleichgewicht. Die positive Auswirkung der Yogaübungen auf Körper, Seele und Geist bringt Ihnen die Motivation dranzubleiben, und so auf Dauer Gesundheit und Wohlbefinden zu erreichen!
Wir wünschen Ihnen mit diesem Buch viel Freude!

Ihre Ulrike und Detlef Grunert

Grundwissen für den Weg zur Wohlfühlfigur

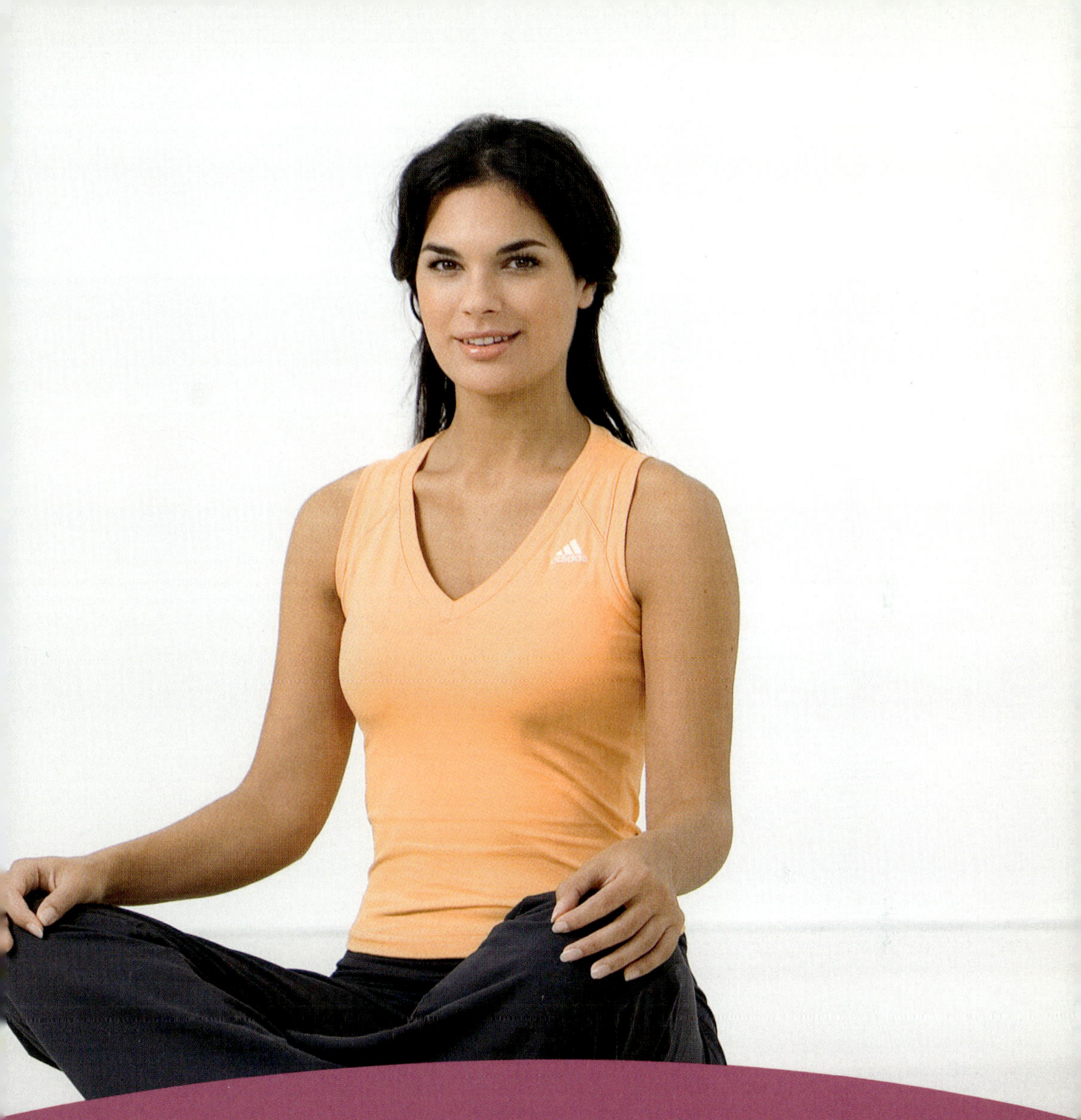

Bewegliche und fitte Menschen werden von ihrer Umwelt als attraktiv und leistungsfähig wahrgenommen. Sie fühlen sich wohl in ihrer Haut. Körperliche und geistige Beweglichkeit sind in unserer Gesellschaft unmittelbar verbunden mit Erfolg und Ansehen.

1

1

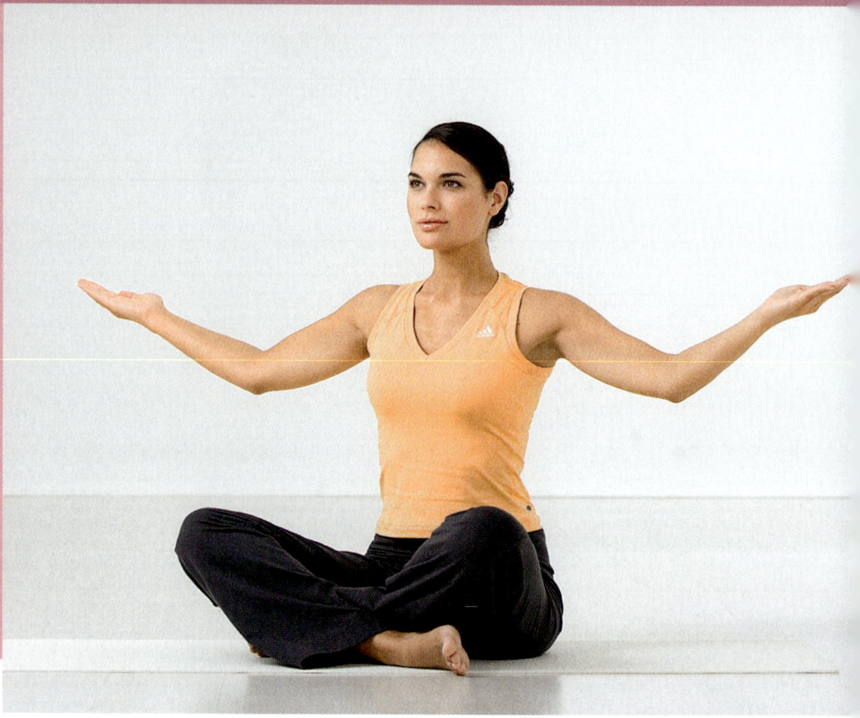

Körpergewicht und Beweglichkeit

Beweglichkeit ist die Voraussetzung für jede körperliche Aktivität und damit für die Regulierung des Körpergewichts. Das Sprichwort »Wer rastet, der rostet« oder »Use it, or lose it« gilt gleichermaßen für Körper und Geist.

»In selbst gesteckten Zielen schlummert eine große Kraft. Sie können uns neuen Schwung verleihen.« (Robert McGarveg)

Zwischen Beweglichkeit und Körpergewicht besteht ein direkter Zusammenhang. Wer übergewichtig ist, ist in der Regel auch unbeweglich. Und: Wer unbeweglich ist, neigt auch zu Übergewicht. Beweglichkeit muss während des ganzen Lebens erhalten und verbessert werden. Ohne Beweglichkeit ist körperliche Aktivität unmöglich. Um Ihr ideales Gewicht und Ihre Wohlfühlfigur zu erreichen oder zu halten, ist neben einer individuell passenden und gesunden Ernährung sportliche Bewegung wie

Laufen, Walking, Nordic Walking, Radfahren etc. notwendig. Körperliche und insbesondere sportliche Aktivitäten sind jedoch nur möglich, wenn die körperlichen Voraussetzungen gegeben sind.

Voraussetzungen für sportliche Aktivitäten

Das brauchen Sie, um gesund in Bewegung zu kommen:

- ausreichend Energie in Körper und Geist
- eine bewegliche und gleichzeitig stabile Wirbelsäule
- Beweglichkeit und Flexibilität des übrigen Bewegungsapparats (Muskulatur und Gelenke)
- eine »kräftige« Muskulatur, die in der Lage ist, den Körper entsprechend zu bewegen
- eine gute Koordination der Bewegungen
- ein gutes Körperbewusstsein
- einen guten Stoffwechsel.

Alle diese Fähigkeiten werden durch passende Ayurveda-Yoga-Programme geübt und verbessert. Gleichzeitig werden durch diese Programme auch die Grundlagenausdauer und das Durchhaltevermögen trainiert. Beides ist wichtig für ein effektives Bodyshaping.

YOGA **Extra**

Wichtig ist nicht alleine das Körpergewicht, sondern die Körperform. Sie sollen sich darin wohlfühlen. Ein sinnvolles Ziel ist nicht, ein möglichst niedriges Gewicht zu erreichen. Ein attraktiver und leistungsfähiger Körper ist »gut gebaut«, beweglich und kraftvoll. Das Ziel ist, ihn so zu formen, dass Sie sich wirklich wohlfühlen und Ihr Körper, Ihre Seele und Ihr Geist im Gleichgewicht sind. Diesen Zustand vollständigen Wohlbefindens und optimaler Balance wollen wir mit dem Begriff Wohlfühlfigur beschreiben.

Die Konstitution im Ayurveda

Wenn Sie verschiedene Menschen betrachten, ihr Erscheinungsbild, ihre Ernährung, ihr Verhalten, ihre Toleranz gegenüber »Umwelteinflüssen« etc., so stellen Sie fest, dass sich diese Menschen unterscheiden und dass ihre Bedürfnisse oft völlig unterschiedlich sind.

»Um ein Lebewesen wirklich zu verstehen, muss man sozusagen in es hineinschlüpfen und seinen Herzschlag spüren.« (W.D.)

So bevorzugen sie z. B. unterschiedliche Nahrungsmittel, unterschiedliche Bewegungsarten (»Sport«), unterschiedliche Witterung usw., um sich wohlzufühlen und gesund und fit zu bleiben. Auch zwei Personen mit gleicher Größe und gleichem Gewicht können unterschiedliche Bedürfnisse hinsichtlich der Nahrung etc. besitzen. Diese unterschiedlichen Merkmale definiert der Ayurveda als Konstitution.

Die drei Doshas

Die unterschiedlichen Merkmale werden mit den sogenannten Doshas, nämlich Vata, Pitta und Kapha beschrieben. Die Doshas umfassen dabei einerseits bestimmte Funktionen und Strukturen im Körper und beschreiben andererseits bestimmte Eigenschaften. So steht Vata für Bewegung und Steuerung, insbesondere für unser Gehirn und unser Nervensystem. Pitta steht für unseren Stoffwechsel und Kapha für Stabilität und Schmierung. Durch Kombination der Doshas sind sieben Konstitutionstypen möglich.

- Vata steht für leicht, beweglich, rau, trocken, kalt, …
- Pitta steht für heiß, …
- Kapha steht für schwer, unbeweglich, stabil, kalt, …

Aus der Sicht des Ayurveda müssen Konstitution, Körpergewicht und Körperbau zueinanderpassen. Selbstverständlich ist ein leichter Vata-Typ beweglicher als ein stabiler Kapha-Typ. Aber Unbeweglichkeit ist nicht naturgegeben. Menschen mit hohen Kapha-Anteilen müssen nur intensiver an ihrer Beweglichkeit arbeiten.

Die eigene Konstitution kennenlernen

Jedes Lebewesen und jeder Mensch sind individuell verschieden und einzigartig. Sie unterscheiden sich in der Zusammensetzung ihrer Eigenschaften. Das heißt die Doshas Vata, Pitta und Kapha sind in jedem Lebewesen vorhanden, nur in unterschiedlicher Menge. Diese verschiedenartigen Eigenschaften bestimmen die Konstitution nach Ayurveda. Und: Die Konstitution ist Grundlage der Gesundheitsvorsorge und Therapie im Ayurveda.
Wenn Sie Ihre Konstitution nach ayurvedischer Lehre nicht kennen, können Sie diese mithilfe eines Fragebogens bestimmen, sofern keine schweren Erkrankungen bei Ihnen vorliegen. Einen entsprechenden ausführlichen Fragebogen finden Sie z. B. im Buch »Balance durch Ayurveda-Yoga« (siehe Anhang, Seite 77). Hier finden Sie außerdem einen Fragebogen zur Bestimmung möglicher Störungen, die einem Ungleichgewicht der einzelnen Doshas zugeordnet werden können. Auch wenn Sie sich näher mit den Grundlagen von Ayurveda und Yoga beschäftigen möchten, empfehlen wir Ihnen dieses Buch als Lektüre.

YOGA **Extra**

Auch die Wohlfühlfigur sieht nach Ayurveda individuell unterschiedlich aus. Menschen mit hohen Vata-Anteilen fühlen sich in einem leichten, schmalen Körper wohl. Menschen mit hohen Pitta-Anteilen erreichen dasselbe Wohlbefinden, wenn ihr Körper schlank und muskulös gebaut ist. Besitzen Sie dagegen hohe Kapha-Anteile, so ist Ihre Wohlfühlfigur etwas kräftiger, stabil und besitzt eher weiche Formen.
Keine Konstitution und keine Wohlfühlfigur sind dabei prinzipiell ungünstig. Jeder Konstitutionstyp hat zwar seine Stärken und Schwächen. Aber: Jede Wohlfühlfigur ist schön und attraktiv!

Ayurveda und die moderne Wissenschaft

Vata, Pitta und Kapha im Ayurveda

Die Erfahrungswissenschaft Ayurveda unterscheidet bereits seit Jahrtausenden Menschen mit unterschiedlichen Eigenschaften in der Konstitution. Dies betrifft einerseits die äußeren, sichtbaren Merkmale, aber auch den Stoffwechsel.

Nicht nur nach dem Ayurveda unterscheidet man verschiedene Konstitutionen mit unterschiedlichen Ernährungsbedürfnissen. Auch nach modernen, wissenschaftlichen Erkenntnissen gibt es gute und schlechte »Futterverwerter«.

Menschen mit hohen Vata- oder Kapha-Anteilen besitzen einen niedrigen bzw. sogar sehr niedrigen Stoffwechsel und produzieren von Natur aus wenig Energie und Wärme.

Menschen mit hohen Pitta-Anteilen besitzen dagegen einen hohen Stoffwechsel, verfügen dadurch über eine hohe innere Energie und produzieren viel Energie und Wärme.

- Der Vata-Typ gleicht seinen eher niedrigen Stoffwechsel teilweise durch seine Beweglichkeit und seinen hohen Bewegungsdrang aus. Das heißt hier besteht nur eine geringe Gefahr, unbeweglich und zu schwer zu werden.
- Der sehr agile Pitta-Typ ist eher in Gefahr sich zu überfordern. Er ist auf hohe Nähr- und Brennstoffzufuhr angewiesen. Jede Kalorie wird tatsächlich in Energie und Wärme umgesetzt. Dadurch besteht nur eine geringe Gefahr für Übergewicht und Unbeweglichkeit.
- Der Kapha-Typ ist von Natur aus ruhig, stabil und eher wenig beweglich. Es fehlt auch der Bewegungsdrang und der innere Antrieb ist eher schwach ausgeprägt. Menschen mit hohen Kapha-Anteilen lagern jede zusätzliche oder überflüssige Kalorie ein und verbrauchen gleichzeitig nur wenig. Sie neigen daher am meisten zu Unbeweglichkeit und Übergewicht.

Die Regelmechanismen des Körpergewichts

Was lange von der westlichen Schulmedizin und Wissenschaft verneint und bezweifelt wurde, heute ist es bewiesen: Es gibt Menschen mit hohem Stoffwechsel, die jede Kalorie verbrennen, und Menschen mit niedrigem Stoffwechsel, die jede zusätzliche Nahrung im Fettdepot einlagern. Außerdem gibt es Menschen mit hohem Energieverbrauch durch einen hohen sogenannten Grundumsatz (Basis-Stoffwechsel) und viel Bewegung und solche mit niedrigem Grundumsatz und wenig Bewegung.

Das Wissen von Ayurveda und Yoga bietet die Chance, sich zu erkennen – die eigene körperliche, geistige und emotionale Veranlagung zu entdecken und sich entsprechend der eigenen Konstitution zu bewegen und zu handeln.

Das Steuerhormon Leptin

Gesteuert werden die Stoffwechselaktivität und das Sättigungsgefühl über das von Fettzellen produzierte Hormon Leptin. Das Sättigungsgefühl wird u.a. auch durch Adiponektin reguliert. Außerdem sind noch weitere Hormone, wie Insulin, Cholezystokinin etc., welche durch die Art der Nahrung beeinflusst werden, an der Regelung beteiligt.
Bei kräftig gebauten Menschen mit niedrigem Stoffwechsel besteht das Problem, dass trotz Leptinausschüttung keine nennenswerte Steigerung des Stoffwechsels und auch kein Sättigungsgefühl eintreten. Dadurch wirkt jede zusätzliche Kalorie gewichtsteigernd und vermindert mit der Zeit die Beweglichkeit. Nur bei schmal, mittel und athletisch gebauten Menschen zeigt Leptin seine normale Wirkungsstärke. Auch die Fettzellen unterscheiden sich in ihrer Fähigkeit, Fette abzubauen oder zu speichern. Der Stoffwechsel in der Muskulatur ist ebenfalls unterschiedlich. Schwergebaute verbrennen auf Sparflamme, Leichtere und Athletische im Extremfall »einem Waldbrand ähnlich«. Da ein direkter Einfluss auf die Leptinwirkung bisher noch nicht möglich ist, ist eine Steigerung des Stoffwechsels nur durch körperliche Aktivität sinnvoll und auf natürliche Weise zu erreichen.

Die Eigenschaften der Konstitutionstypen

Überwiegender Anteil in der Konstitution (Typ)	Eigenschaften und Körperbau nach Ayurveda	Stoffwechsel nach Ayurveda	Eigenschaften und Körperbau nach moderner Wissenschaft	Bildung und Wirkung des Steuerungshormons Leptin	Stoffwechsel nach moderner Wissenschaft
Vata	kalt, leicht, sehr beweglich	unregelmäßig, mittel bis niedrig	leicht	Leptinbildung normal, Leptineinfluss hoch	mittel
Pitta	heiß, scharf, beweglich, muskulös	hoch	athletisch	Leptinbildung hoch, Leptineinfluss mittel	hoch
Kapha	kalt, schwer, unbeweglich, flüssig	sehr niedrig	schwer, stabil, weniger beweglich	Leptinbildung erhöht, Leptineinfluss sehr niedrig	sehr niedrig
Vata-Pitta	sehr beweglich, heiß	wechselnd hoch bis sehr hoch	leicht, muskulös, sehr aktiv	Leptinbildung hoch, Leptineinfluss hoch	sehr hoch
Vata-Kapha	kalt, relativ schwer, mäßig beweglich, mäßig stabil	niedrig bis sehr niedrig	groß, schwer, Beweglichkeit mittel	Leptinbildung mittel, Leptineinfluss niedrig	niedrig
Pitta-Kapha	stabil, wenig beweglich, heiß oder kalt	wechselnd mittel bis niedrig	schwer, stabil, muskulös, weniger beweglich	Leptinbildung mittel, Leptineinfluss mittel bis niedrig	mittel bis niedrig
Vata-Pitta-Kapha	ausgeglichen, stabil, beweglich, mäßig heiß	ausgeglichen mittel	ausgeglichen	Leptinbildung mittel, Leptineinfluss mittel	mittel

Die Kapha-Konstitution – Stärken und Schwächen

Im Folgenden beschäftigen wir uns mit den Eigenschaften von Menschen mit hohen Kapha-Anteilen, für die dieses Buch eigentlich geschrieben wurde.
Gleich vorweg: Hohe Kapha-Anteile zu besitzen, ist nicht ungünstig oder negativ zu sehen. Menschen mit hohem Kapha zeichnen sich durch hohe Stabilität aus. Das ist durchaus von Vorteil. Frauen mit hohen Kapha-Anteilen besitzen typisch weibliche, weiche Formen. Nur, wie auch jeder andere Konstitutionstyp, haben sie ihre Schwächen, die sie kennen müssen, um Störungen und Erkrankungen zu vermeiden. Ihre Hauptschwäche: Sie neigen am ehesten dazu, die Beweglichkeit und ihre Wohlfühlfigur zu verlieren.

Körperliche Merkmale

Menschen mit hohen Kapha-Anteilen sind meist mittelgroß bis groß und eher kräftig und stabil gebaut. Die Muskulatur ist meist gut ausgeprägt. Die Knochen sind schwer und stabil.

YOGA **Extra**

- Kräftig gebaute, eher wenig bewegliche Menschen dürfen keine Kalorie zu viel essen und neigen zur raschen Gewichtszunahme.
- Mittel und athletisch gebaute Menschen mit mittlerer Beweglichkeit müssen ausreichend Kalorien zuführen. Ihr Körpergewicht ist meist stabil.
- Sehr leichte sowie leichte, muskulöse Menschen mit hoher Beweglichkeit benötigen eine sehr hohe Kalorienzufuhr und neigen zur Gewichtsabnahme.

Die Gelenke sind kräftig und normalerweise gut geschmiert. Der Bewegungsapparat ist stabil und belastbar. Der Brustkorb ist groß, aber eher unelastisch, das Atemvolumen ist hoch. Die Augen sind groß, ausdrucksvoll und ruhig. Auch das Immunsystem ist ausgesprochen stabil. Die körperliche Belastbarkeit ist sehr hoch.

Psychische Merkmale und Gedächtnis

Kapha-Typen lieben Ruhe und Komfort. Sie genießen das Leben. Der eigene Antrieb ist eher gering und das Selbstbewusstsein nicht sehr hoch. Menschen mit viel Kapha sind kaum anfällig für Stress und leiden nur sehr selten unter psychischen oder psychosomatischen Erkrankungen. Sie haben im wahrsten Sinne des Wortes »ein dickes Fell«. Der Schlaf ist ruhig und tief. Schlafstörungen sind sehr selten. Das Langzeitgedächtnis ist sehr gut – Kapha-Typen vergessen kaum jemals etwas.

Stoffwechsel und Ernährung

Der Stoffwechsel und der Appetit sind eher gering, die Verdauung ist meist träge. Und obwohl Menschen mit hohen Kapha-Anteilen verhältnismäßig wenig essen, neigen sie zur Gewichtszunahme. Die richtige Ernährung ist für den Erhalt der Beweglichkeit, für eine ausreichende innere Energie und für den Erhalt eines normalen Körpergewichts sehr wichtig. Leichte, warme, kräftig gewürzte Mahlzeiten sind besonders gut. Nahrung, die fett und schwer aussieht, muss gemieden werden. Kalte Mahlzeiten und auch kalte Getränke sind ungünstig.

»Verschwende nicht deine Zeit im Streben nach Vollkommenheit, strebe vielmehr nach hervorragender Leistung, indem du dein Bestes tust.« (Laurence Olivier)

Kapha-Typen sollen die Geschmacksrichtungen Scharf, Bitter und Herb bevorzugen und Süß, Sauer und Salzig meiden, da diese Kapha und das Körpergewicht vermehren.

Lebensweise

Menschen mit hohen Kapha-Anteilen wirken auf ihre Umgebung meist liebenswert und ruhig. Sie sind freundlich, hilfsbereit und zuverlässig. Aufgaben beginnen sie langsam und beenden sie auch langsam, aber konsequent und gründlich. Der eigene Antrieb und die eigene innere Energie sind häufig so gering, dass sie immer wieder einen Anstoß von außen benötigen.

- Stärken: Menschen mit hohen Kapha-Anteilen zeichnen sich aus durch hohe Stabilität, eine große Toleranz gegenüber körperlichen und psychischen Belastungen und durch große Kraft. Kapha-Typen sind kaum stressanfällig und verfügen über innere Stabilität, Ausgeglichenheit und Ruhe.
- Schwächen: Es fehlen vor allem Beweglichkeit, Leichtigkeit und Schnelligkeit. Flexibilität ist keine Kapha-Stärke. Der eigene Antrieb, das innere Feuer und die Energie sind eher gering, außer bei Pitta-Kapha-Typen. Die fehlende Energie muss meist von außen zugeführt werden. Ein guter Trainer (Yogalehrer) ist hier wichtig!

Sport und Bewegung

Reine Kapha-Typen und Menschen mit sehr hohen Kapha-Anteilen müssen sich zu Bewegung und Sport praktisch zwingen. Aus ayurvedischer Sicht sollen vor allem Beweglichkeit, aber auch Durchhaltevermögen und Ausdauer in ausgewogenem Verhältnis trainiert werden. Günstige Sportarten sind z. B. Radfahren, Nordic Walking, Wandern etc. Sportarten wie Joggen und Langstreckenlauf sind zwar möglich, sollten jedoch wegen der höheren Gelenkbelastung nur mit Vorsicht oder nach einer sportmedizinischen Beratung ausgeführt werden.

YOGA **Tipp**

Wichtig: Kapha-Typen müssen sich beim Training anstrengen. Sie sollen durchaus ins Schwitzen kommen. Die Regeneration soll nicht vergessen werden. Sie kann jedoch auf das notwendige Minimum beschränkt werden.

Yoga und Atemübungen

Es sollen vor allem die Beweglichkeit und Leichtigkeit trainiert werden, weil beides Menschen mit hohen Kapha-Anteilen eher schwerfällt. Alle Yogaübungen sollen besonders intensiv ausgeführt werden! Anstrengende Übungen werden lange gehalten. Ergänzend sind ausgleichende sowie erhitzende und die Energie steigernde Atemübungen je nach Bedarf sinnvoll.

Typische Beschwerden und Krankheiten

Menschen mit viel Kapha neigen zu sogenannten Zivilisationskrankheiten. An erster Stelle stehen Übergewicht und Fettsucht (Adipositas) mit Folgekrankheiten von der Arteriosklerose bis zum Herzinfarkt. Kapha-Typen neigen auch zu Krankheiten mit Schleimansammlungen, wie Asthma bronchiale, mit Schwellungen (Ödemen) oder mit Verschlechterung des Stoffwechsels, wie bei Diabetes mellitus oder Cholesterinerhöhung im Blut. Zu den typischen Gesundheitsstörungen bzw. Folgeerkrankungen durch ein erhöhtes Kapha-Dosha siehe auch Seite 37.

YOGA **Extra**

Wenn die individuelle Zusammensetzung der Eigenschaften eines Menschen und damit seine Doshas aus dem Gleichgewicht geraten, nennt man diesen Zustand im Ayurveda Störung (Vikriti). Durch dieses Ungleichgewicht ist das Wohlbefinden körperlich und/oder psychisch gestört. In der Folge können Störungen der Gewebe und Organe und letztlich Krankheiten entstehen. Das Ziel der Gesundheitsvorsorge und jeder Therapie im Ayurveda ist es, die gestörten Doshas Vata, Pitta und/oder Kapha wieder ins Gleichgewicht zu bringen. In der Regel wird von einer Störung gesprochen, wenn ein oder mehrere Doshas erhöht sind.

Wellness-Tipps für Menschen mit viel Kapha in der Konstitution oder Kapha-Störung

Nicht ein vollkommener Körper ist das Ziel, denn: Wer ist im eigentlichen Sinne des Wortes schon wirklich vollkommen? Sie sollen sich einfach rundum wohlfühlen! Achten Sie besonders auf:

1 Bewegung

Ein gutes und intensives Training Ihrer Beweglichkeit mit Ayurveda-Yoga, ein ausgewogenes Training des Durchhaltevermögens und der Ausdauer.

Atmung 2

Ein geeignetes Atemtraining vor allem mit anregenden und stoffwechselaktivierenden Atemübungen.

Aktivierung 3

Überwinden der eigenen Bequemlichkeit! Ruhe und Entspannung nur kurz und soweit notwendig (aktiv: Yoga, ausgleichende Atemübungen, kurze Meditation etc., passiv: kein Mittagsschlaf!)

4 Ernährung

Leichte, warme, kräftig gewürzte Mahlzeiten mit einem sehr geringen Fettanteil und nicht zu viel Flüssigkeit; heiße Getränke (siehe Literatur zur Ernährung im Ayurveda).

5 Stoffwechsel

Nahrungsergänzung mit genügend Vitaminen und Spurenelementen. Nutzen Sie evtl. eine spezielle ayurvedische Nahrungsergänzung zur Verbesserung und Steigerung des Stoffwechsels.

Wellness 6

Nutzen Sie, wenn verfügbar, anregende Massagen mit Ayurvedaölen (siehe unten), Sauna etc.

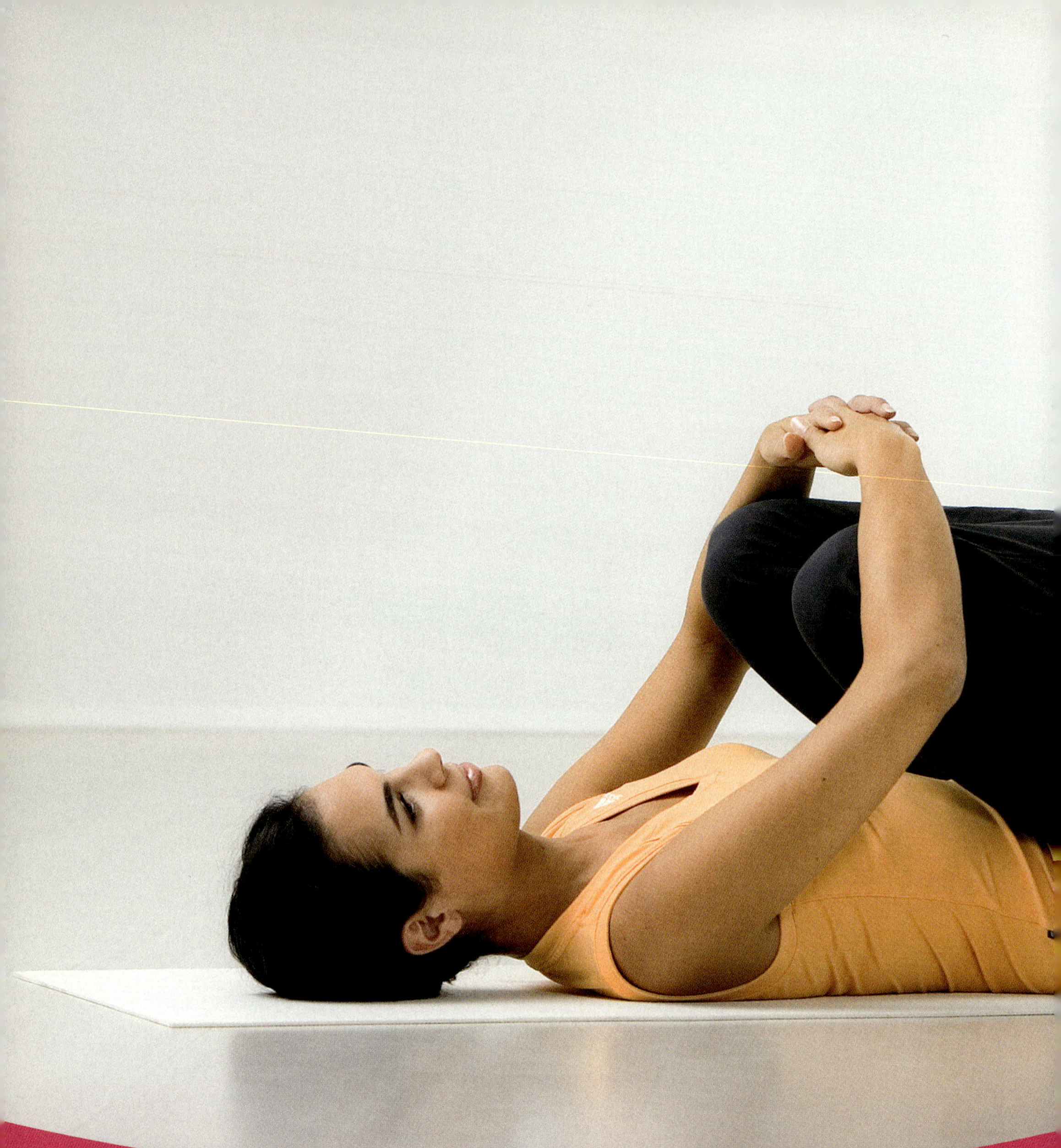

Mit Ayurveda-Yoga zu vollkommenem Wohlbefinden

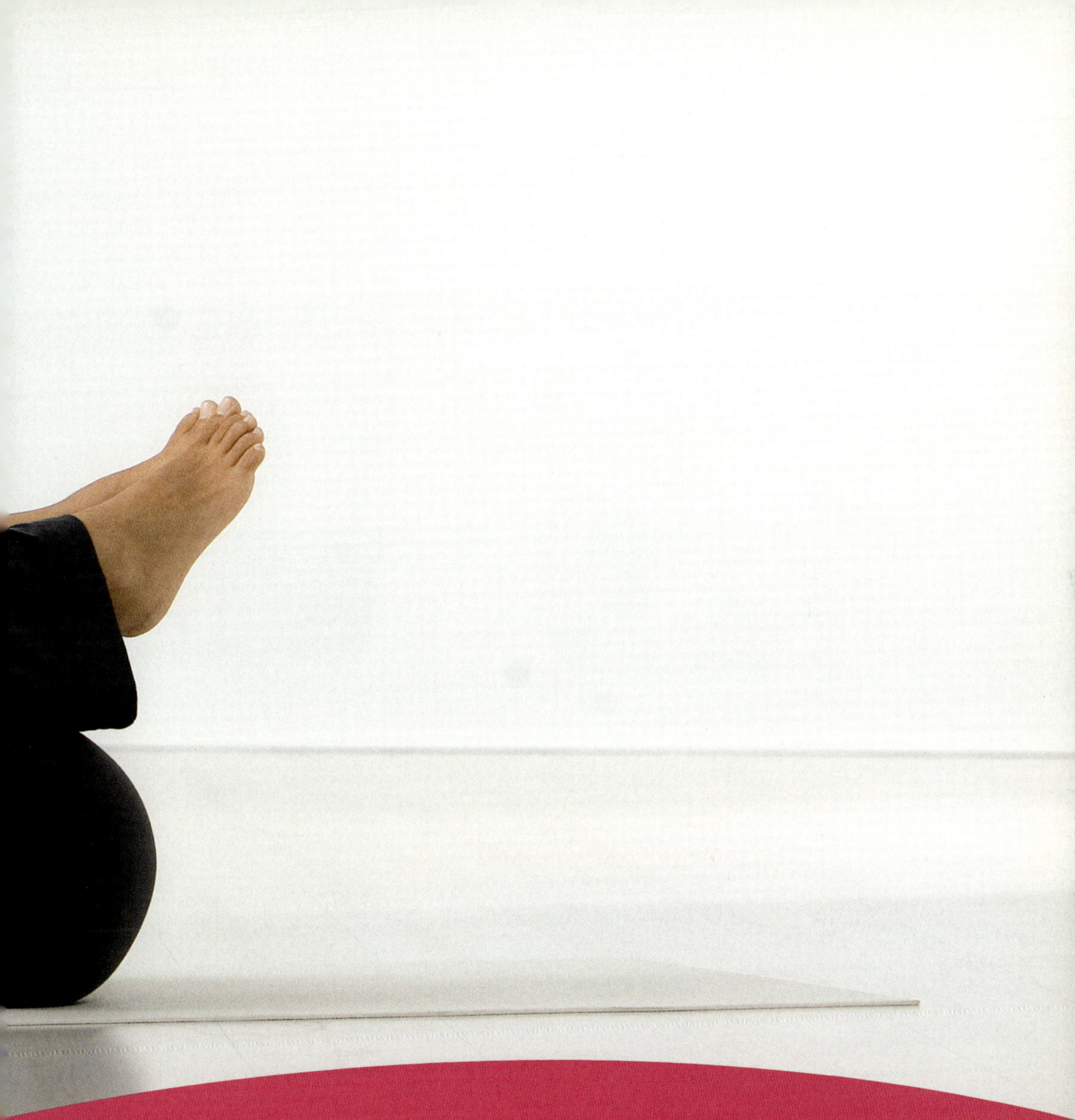

2

»Wenn Sie sich bewegen, tun Sie etwas für Ihre Gesundheit.« Aber welche ist die für mich effektivste Möglichkeit zu üben? Was bewirkt das für meine eigene Beweglichkeit, für mein Körpergewicht, für meine Figur, für mein Wohlbefinden, für meine Leistungsfähigkeit und meine Lebensqualität?

2

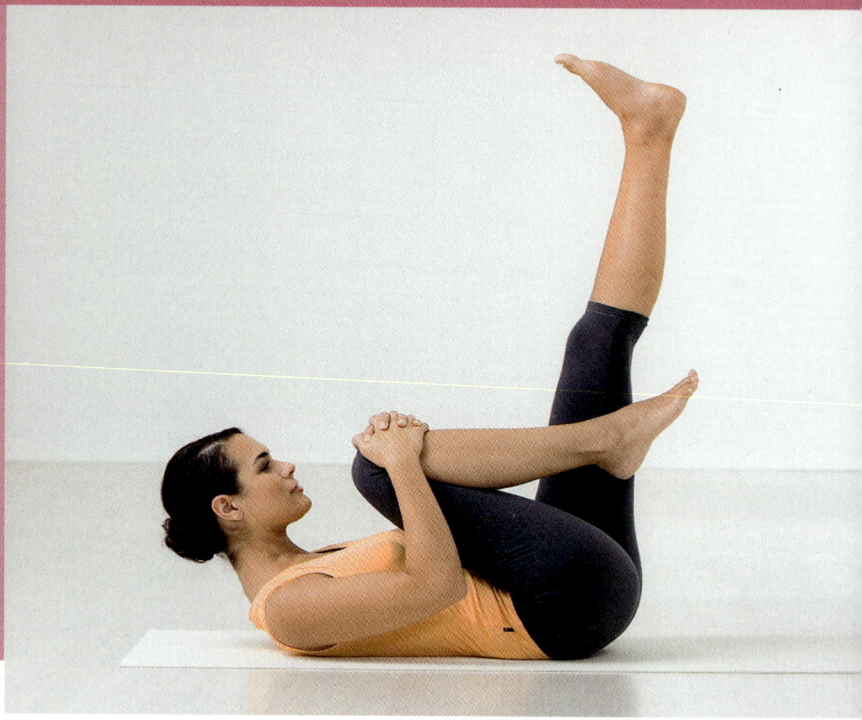

So wirkt Ayurveda-Yoga

»Gesund ist man, wenn sich die Körperfunktionen, Stoffwechsel, Gewebe, Verdauung und Ausscheidung im Gleichgewicht und Seele, Sinne und Geist im dauerhaften Zustand inneren Glücks befinden.« (Sushruta, 750 v.Chr.)

Die vielfältigen positiven Effekte von Ayurveda-Yoga und gesundheitsorientiertem Sport für die Gesundheit und damit für die Leistungsfähigkeit und das Wohlbefinden sind in der folgenden Aufzählung zusammengefasst.

Ayurveda-Yoga und gesundheitsorientierter Sport:

- verbessern die Funktion von Herz und Kreislauf und beugen dadurch chronischen Herzerkrankungen, Herzinfarkt und Arteriosklerose vor
- verbessern insbesondere den Energiestoffwechsel und den Stoffwechsel der Fette und Kohlenhydrate und beugen damit Diabetes mellitus, Fettstoffwechselstörungen etc. vor

- erhöhen die Fettverbrennung und regulieren das Körpergewicht
- verbessern und stärken die Muskulatur und machen dadurch leistungsfähiger und beweglicher
- verbessern das Atemsystem und die Lunge
- verbessern den Knochenaufbau und beugen dadurch der Osteoporose vor
- verbessern Versorgung und Aufbau der Sehnen und Bänder und sorgen damit für verbesserte Stabilität und Flexibilität
- verbessern die Schmierung der Gelenke und den Aufbau der Gelenkknorpel und beugen damit der Arthrose vor
- vermindern die Ausschüttung von Stresshormonen und beugen damit stressbedingten Erkrankungen vor
- stärken das Immunsystem und vermindern dadurch das Risiko für Infektionen und nachweislich auch für Tumoren
- vermehren die Verschaltungen des Gehirns, erhöhen Tempo und Leistungsfähigkeit unseres zentralen Rechenzentrums und damit die Intelligenz (»Use it, or lose it!«)
- verbessern den Schlaf
- verbessern die Koordination und das Körpergefühl. Dadurch ist es möglich in unvorhergesehenen Situationen besser und schneller zu reagieren.

Ayurveda-Yoga führt, regelmäßig und richtig geübt, zu vollkommenem körperlichen, geistigen und seelischen Wohlbefinden.

Sport ist nicht gleich Sport

Hier werden Sie vielleicht zum Schluss kommen, dass es eigentlich egal ist, ob Sie Ayurveda-Yoga üben, Rad fahren, walken oder joggen. Auf den nächsten Seiten möchten wir Ihnen zeigen, dass die Übungs- bzw. Trainingseffekte teilweise deutlich unterschiedlich sind. Auch die Voraussetzungen, um Yoga zu üben oder Sport zu betreiben, sind verschieden. Das Üben der Ayurveda-Yoga-Programme für die Wohlfühlfigur ist für viele, vielleicht auch für Sie, die Voraussetzung, um sich später auch sportlich betätigen zu können. Und: Üben mit Ayurveda-Yoga ist umfassender, wirklich ganzheitlich. Ayurveda-Yoga verbessert zusätzlich

- die wichtige Harmonie von Körper und Geist
- die innere und äußere Balance.

Mit ganzheitlicher Wirkung

Ayurveda-Yoga für Menschen mit hohen Kapha-Anteilen hat vielfältige direkte und indirekte positive Wirkungen auf Körper, Geist und Psyche. Die Summe dieser vielfältigen positiven Wirkungen ist eine Verbesserung der gesamten körperlichen und geistigen Beweglichkeit, aber auch der Stabilität von Körper und Gehirn. Daraus ergeben sich eine stabilere innere und äußere Balance, ein verbessertes Lebensgefühl und eine Steigerung der Lebensqualität. Eine gute Figur und Wohlbefinden sind mehr als die Abwesenheit von überschüssigem Fettgewebe. Ein Mensch mit Wohlfühlfigur ist attraktiv, beweglich, hat ausreichend Energie und ist gesund. Eine Wohlfühlfigur ist die Voraussetzung für eine hohe Lebensqualität.

YOGA **Extra**

Um Sport (auch gesundheitsorientiert) zu betreiben, müssen noch bzw. schon eine gewisse Beweglichkeit und Koordination vorhanden sein. Das Körpergewicht darf nicht zu hoch sein. Auch schwere Erkrankungen der Gelenke (z. B. eine ausgeprägte Kniegelenksarthrose) oder eine starke Osteoporose machen das Ausüben von Sport, wie Radfahren, Joggen oder Walking, manchmal unmöglich.
Mit Ayurveda-Yoga-Programmen zu üben ist im Gegensatz dazu immer möglich! Auch bei sehr stark eingeschränkter Beweglichkeit, sehr hohem Gewicht, Gelenkerkrankungen oder Osteoporose gibt es passende Übungen.

Das Altern wirksam bremsen

Gerade der Alterungsprozess kann Veränderungen mit sich bringen, die das Wohlbefinden, die gesamte Beweglichkeit und die Lebensqualität einschränken. Aber auch Übergewicht oder andere Ursachen, welche die Beweglichkeit frühzeitig reduzieren, vermindern die Lebensqualität und beschleunigen den Alterungsprozess. So hat manche 20- oder 30-Jährige eine geringere Beweglichkeit, Fitness und Leistungsfähigkeit als eine gesunde 60-Jährige.

Folgende Spruchweisheit gilt für jedes Lebensalter: Gesundheit ist nicht alles, aber ohne Gesundheit ist alles nichts.

Ayurveda-Yoga wirkt vorbeugend, d.h. präventiv, und kann auch bei schon bestehenden Problemen, Einschränkungen und Erkrankungen erfolgreich eingesetzt werden. Nähere und weiterführende Informationen finden Sie in unserem Buch »Balance durch Ayurveda-Yoga« (siehe Seite 77).

Positive Effekte von Ayurveda-Yoga

Verbesserung der Gelenkfunktion

Gelenke sind die beweglichen Verbindungen in unserem Körper. Sie liegen in der Regel zwischen zwei Knochen, deren Enden von einer Knorpelschicht, dem hyalinen Knorpel, überzogen sind. Gesunder Knorpel formt das Gelenk und ist druckelastisch. Bei Belastung lagert er Wasser ein und ermöglicht es den verschiedenen Gelenkenden gegeneinanderzugleiten. Der Knorpel und die Gelenkflüssigkeit sorgen für einen reibungslosen Bewegungsablauf.

Bei Bewegung und Belastung des Gelenks wird der Knorpel besser mit Nährstoffen versorgt und er wird elastischer. Außerdem wird ausreichend Gelenkflüssigkeit gebildet.

Arthrosen sind vermeidbar

Der »Verschleiß« des Bewegungsapparats wird häufig als unabwendbar und altersbedingt angesehen. Dabei ist jedoch zu beachten, dass die Art, die Häufigkeit und die Intensität der Belastungen den Zustand des Gelenkknorpels und damit die Beweglichkeit positiv oder negativ beeinflussen. Wenn ein Gelenk permanent falsch belastet oder überbeansprucht wird (z. B. durch Übergewicht, ungünstigen Sport, nach Verletzungen, zu hohe Belastung durch Arbeit, Vorschädigungen wie Hüftdysplasie) wird der Gelenkknorpel geschädigt. Es kann eine Arthrose entstehen. Aber auch ein nicht benutztes Gelenk verliert seine Funktion. Der Gelenkknorpel verschlechtert sich, es wird weniger Gelenkflüssigkeit gebildet. Das Gelenk kann versteifen.

Neben dem Gelenk selbst können bei Fehlbelastung oder bei Untätigkeit auch die gelenknahen Strukturen wie Bänder, Sehnen und auch die Muskulatur verändert, umgebaut und geschädigt werden. Das sogenannte Schulter-Arm-Syndrom beispielsweise mit Bewegungseinschränkungen und Schmerzen in Schulter und Arm kommt insbesondere bei Frauen sehr häufig vor. Passende Übungen und Bewegungen aus dem Ayurveda-Yoga können prophylaktisch und auch in der Therapie eingesetzt werden.

YOGA **Extra**

Die Zahl der Gelenkerkrankungen, die durch Übergewicht, Fehlbelastung und mangelnde Bewegung entstehen, ist in Deutschland sehr hoch. Viele wissenschaftliche Studien beweisen, dass durch moderate und gleichmäßige Bewegung und Belastung die Gelenkfunktion deutlich verbessert werden kann. Besonders die Versorgung des Gelenkknorpels mit Nährstoffen wird erhöht. Sogar eine Regeneration der Gelenkstrukturen ist möglich.

Ayurveda-Yoga schont die Gelenke

Gerade für Menschen mit (stark) eingeschränkter Beweglichkeit und Übergewicht bietet Ayurveda-Yoga ideale Möglichkeiten, um zuerst die Beweglichkeit wiederherzustellen und dann den Körper zu formen (Bodyshaping), das Gewicht zu regulieren sowie die körperliche und geistige Leistungsfähigkeit und Balance zu verbessern.

Ayurveda-Yoga-Übungen können ohne zusätzliche Gelenkbelastung ausgeführt werden. Die einzelnen Bestandteile der Gelenke, wie Knorpel, Sehnen und Bänder, benötigen lange Anpassungs- und Regenerationszeiten. Deswegen ist eine langsame und ausgewogene Steigerung der Belastung notwendig.

Steigerung der Fettverbrennung

Der menschliche Organismus kann aus Kohlenhydraten (Zucker) und Fetten Energie gewinnen. Für kurze Belastungen, wie sie üblicherweise im Alltag vorkommen, wird vor allem auf Zucker als Energielieferant zurückgegriffen. Nur bei längerer Belastung wird die Fettverbrennung mithilfe von Sauerstoff, die sogenannte aerobe Energiegewinnung, in der Muskulatur aktiviert. Diese Form der Fettverbrennung hat einen hohen gesundheitlichen Nutzen. Die Risikofaktoren für Herz-Kreislauf-Erkrankungen werden reduziert, unnötige Körperfette abgebaut, die Körperformen verbessert, das Körpergewicht wird vermindert. Um den Bereich der optimalen Fettverbrennung zu erreichen, müssen Sie sich mindesten 20 bis 30 Minuten im passenden Belastungsbereich bewegen.

Um einen langfristigen, anhaltenden Nutzen zu haben, sollte Ayurveda-Yoga regelmäßig und dauerhaft geübt werden. Denken Sie daran: »Zum Erfolg gibt es keinen Lift. Du musst die Treppe benutzen.«

Die Stoffwechselaktivität und damit auch die aerobe Fettverbrennung können durch intensive Atmung (siehe unter Atemübungen) optimiert werden. Wenn Sie 60 Minuten intensiv Ayurveda-Yoga üben, liegen Sie

YOGA **Tipp**

Sie können, wenn verfügbar, auch einen Pulsmesser nutzen. Ihr Puls bei Belastung soll im aeroben Belastungsbereich liegen. Dieser Bereich kann exakt durch einen Leistungstest, z. B. auf einem Fahrradergometer, bestimmt werden. Als Richtwert können Sie je nach Alter einen Pulsbereich zwischen 100 und 140 Schlägen/min ansehen. (Für Interessierte: Lesen Sie die entsprechenden Kapitel in Grunert, D., »Gesund und leistungsfähig durch Ayurveda im Sport«.)

mindestens 30 Minuten im Bereich der optimalen Fettverbrennung. Sie müssen sich dabei allerdings wirklich anstrengen.

Wie stark belasten Sie sich?

Hier werden Sie sich fragen: Wie kann ich meine Aktivität und Anstrengung kontrollieren? Sie haben mehrere Möglichkeiten:

- Die Atmung soll sich beim Üben deutlich vertiefen. Sie sollen aber nicht völlig außer Atem kommen.
- Die Anstrengung und Arbeit Ihrer Muskeln sollen deutlich spürbar sein. Gehen Sie ruhig einmal an Ihre Leistungsgrenze, nur nicht darüber hinaus.
- Sie sollen ins Schwitzen kommen.

Gerade, wenn Sie wenig beweglich sind, Übergewicht haben und lange Zeit keinen Sport betrieben haben, besitzen Ayurveda-Yoga-Programme gegenüber Walken, Joggen, Radfahren etc. wesentliche Vorteile (siehe Tabelle).

Der Körper jedes Menschen benötigt eine gewisse Zeit, um nach einer körperlichen Belastung die Schlackenstoffe abzutransportieren, den Energiestoffwechsel wieder ins Gleichgewicht zu bringen und die Energiereserven wieder aufzufüllen. Auch das Gehirn muss das Geübte verarbeiten und benötigt dazu eine gewisse Regenerationszeit. Nach einem intensiven Ayurveda-Yoga-Programm benötigen Sie als Anfänger ein bis zwei Tage Regeneration. An diesen Tagen sollten Sie kürzer und weniger intensiv üben. Fortgeschrittene können täglich ihr komplettes Programm durchführen. Wenn Sie sich wirklich krank oder unwohlfühlen sollten Sie auf intensive körperliche Aktivitäten verzichten.

Vorteile von Ayurveda-Yoga gegenüber Joggen/Walken und Radfahren

	Ayurveda-Yoga	Joggen/Walken	Radfahren
Verbesserung der Körperformen	sehr hoch und ausgewogen für den gesamten Körper	sehr hoch im Bereich der Beine und teilweise des Oberkörpers	sehr hoch im Bereich der Beine
Gelenkbelastung	niedrig	höher	niedrig
Dosierbarkeit der Belastung	sehr gut	je nach Gelände unterschiedlich	je nach Gelände unterschiedlich
Mögliche Übungsdauer für wenig Trainierte	60 bis 90 Minuten	max. 20 bis 30 Minuten	30 bis 60 Minuten
Verbesserung der Beweglichkeit	sehr hoch	gering	gering
Verbesserung der Kraft	gleichmäßig gut	nur im Beinbereich gut	nur im Beinbereich sehr gut
Verbesserung der Ausdauer und des Durchhaltevermögens	gut	sehr gut	sehr gut
Verbesserung der Koordination	sehr gut	gering	gering
Verbesserung des Körperbewusstseins	sehr hoch	gering	gering
Verbesserung der Harmonie von Körper und Geist	sehr hoch	wird in der Regel nur wenig beeinflusst	wird in der Regel nur wenig beeinflusst
Verbesserung der körperlichen und psychischen Balance	sehr gut	wird in der Regel nur wenig beeinflusst	wird in der Regel nur wenig beeinflusst

Ausgewählte positive Effekte einer aktiven und kräftigen Muskulatur	
Wirkung auf:	**Positiver Effekt:**
Körperformen	verbessert die Körperformen, macht den Körper attraktiver
Beweglichkeit	ermöglicht Bewegungen und verbessert die Beweglichkeit.
Stoffwechsel	verbessert den Fettstoffwechsel; beugt Übergewicht, Arteriosklerose, Diabetes mellitus etc. vor
Knochen	aktiviert den Knochenaufbau und beugt Osteoporose vor
Gelenke	stabilisiert die Gelenke und beugt Arthrose vor
Wirbelsäule	stabilisiert die Wirbelsäule und verbessert gleichzeitig die Beweglichkeit; beugt Rückenschmerzen und Wirbelsäulenerkrankungen vor

Aufbau einer kraftvollen und flexiblen Muskulatur

Der Mensch besitzt über 600 Muskeln, die sämtliche Bewegungen ausführen und gleichzeitig den gesamten Bewegungsapparat stabilisieren. Gesteuert werden dabei alle Bewegungen von unserem Gehirn und vom Nervensystem.

Die Muskulatur muss ständig trainiert werden, um Funktion und Leistungsfähigkeit zu erhalten. Inaktivität und Unbeweglichkeit führen zu ihrem Abbau. Bereits nach einer Woche Untätigkeit verliert die Muskulatur ein Drittel ihrer Kraft. Und gleichzeitig führt ihre Reduzierung zu weniger Beweglichkeit – ein regelrechter Teufelskreis. »Use it, or loose it« gilt somit ganz besonders für den Muskelaufbau. Mit Ayurveda-Yoga üben Sie Ihre Muskulatur sehr effektiv und ausgewogen. Beginnen Sie am besten sofort! Es ist nie zu spät! Eine kräftige Muskulatur und ein guter Muskelstoffwechsel haben vielfache positive Wirkungen für Ihr Wohlbefinden, Ihre Gesundheit und Leistungsfähigkeit.

Erhalt und Aufbau eines stabilen Skelettsystems

Das Skelettsystem bildet das Grundgerüst des Körpers. Es wird durch Muskeln, Sehnen und Bänder stabilisiert und durch die Muskulatur bewegt. Durch passende Bewegung und dosierte Belastung wird das Skelettsystem gekräftigt und gleichzeitig die Beweglichkeit erhöht. Untätigkeit führt zur Abnahme der Knochenstrukturen und letztlich zu Osteoporose.

Lösen Sie sich von der Vorstellung, Yoga sei für Sie zu schwierig zu erlernen: »Nicht-Wollen ist der Grund, Nicht-Können nur der Vorwand.« (Seneca)

Gerade unser Knochensystem benötigt vielfältige und ausgewogene Belastungsreize, die den Knochenstoffwechsel aktivieren und den Knochenaufbau steigern. Dabei ist es besonders wichtig, die Knochen kräftig zu belasten, ohne sie zu überlasten.

So nützt Yoga den Knochen

Ausgewogene Ayurveda-Yoga-Programme bewirken:

- eine Zunahme der Knochensubstanz und der Knochendichte
- eine Verbesserung und Verstärkung der Knochenbälkchen und damit Erhöhung der Stabilität
- eine Verbesserung der knorpeligen Strukturen und eine Verbesserung der Elastizität
- eine Verstärkung der Knochenansätze für Bänder, Sehnen und Muskeln und damit eine Erhöhung der Belastbarkeit.

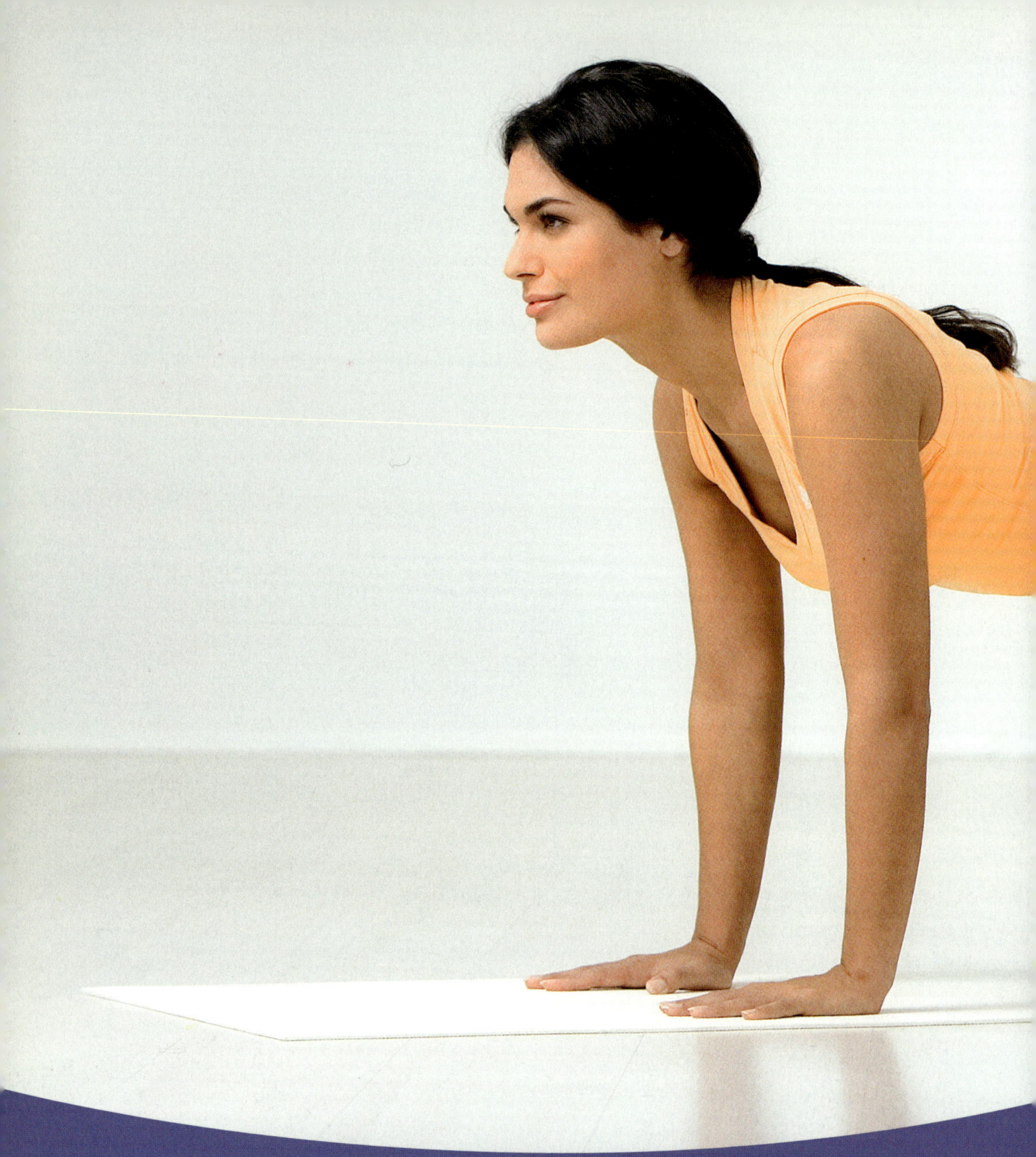

Schritt für Schritt zur Wohlfühlfigur

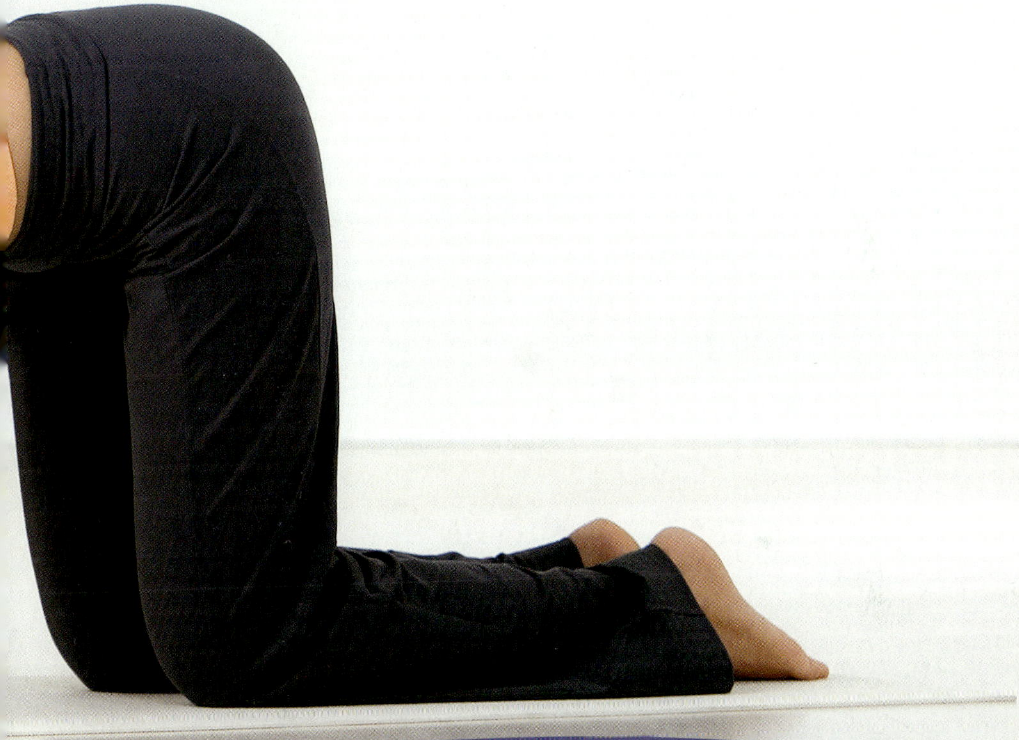

Die individuelle Wohlfühlfigur ist nicht »über Nacht« herbeizuzaubern. Mit dem Ayurveda-Yoga-Programm in drei Stufen (siehe Übungsteil), mit einer passenden Ernährung und bei Bedarf zusätzlich ayurvedischen Kräutern und Massagen werden Sie Ihr Ziel erreichen.

3

3

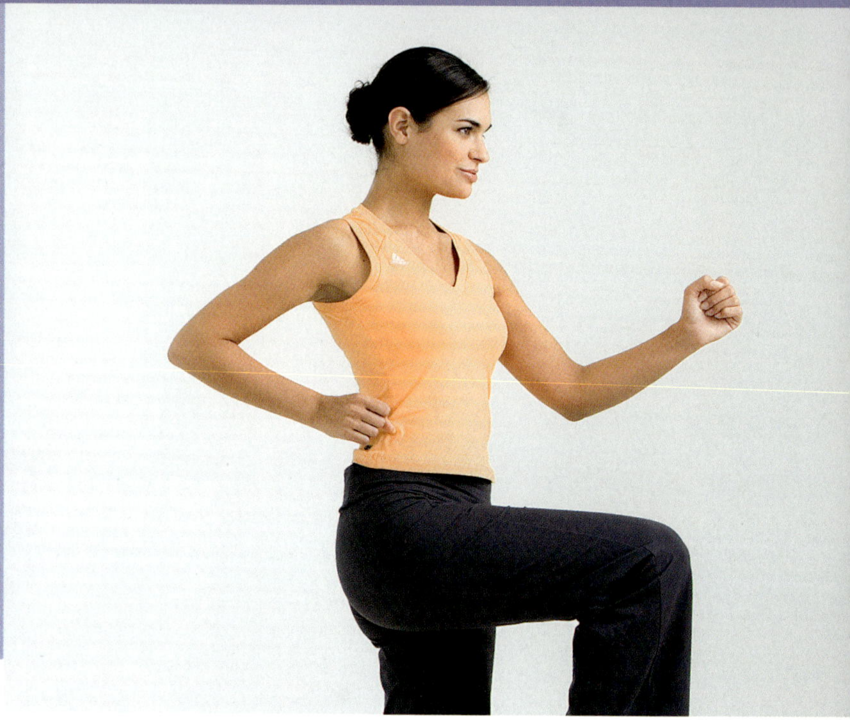

Unbeweglich und übergewichtig

Nach zahlreichen Studien haben derzeit ca. 50 Prozent der deutschen Männer und Frauen ihre Wohlfühlfigur verloren. Sie sind übergewichtig oder gar adipös (Adipositas = Fettsucht) und damit mehr oder weniger schlecht beweglich oder unbeweglich. Und: Dieser Prozentsatz nimmt seit Jahren zu, in 25 Jahren um 15 Prozent! Es werden viele Ursachen diskutiert. Eines ist jedoch sicher: Die Zunahme von Übergewicht bzw. Adipositas hängt direkt mit der Abnahme der körperlichen Aktivität zusammen. Wir wissen alle: Übergewicht erhöht das Risiko stark, an Zivilisationskrankheiten wie Herz-Kreislauf-Erkrankungen, Fettstoffwechselstörungen, Bluthochdruck, Diabetes mellitus etc. zu erkranken. Zudem sind die körperliche Leistungsfähig-

»Tu erst das Notwendige, dann das Mögliche und plötzlich schaffst Du das Unmögliche.«
(Franz von Assisi)

keit und damit die Lebensqualität häufig erheblich reduziert. Der beste Weg zur Wohlfühlfigur und gleichzeitig Prävention und Therapie bei Übergewicht und Adipositas ist »Bewegung« mit dem Ziel, die Beweglichkeit zu erhöhen, die Muskulatur zu stärken und die Ausdauer zu verbessern. Auf Ihrem individuellen Weg zum Ziel müssen Sie dabei einen Schritt nach dem anderen gehen.

Das Ziel – Lebensqualität in jedem Alter

Lebensqualität ist direkt verbunden und abhängig von der individuellen körperlichen und geistigen Beweglichkeit. Lebensqualität ist die Fähigkeit, in der Gesellschaft mit allen Aufgaben und auch Problemen ein individuell optimales Leben zu gestalten.

Bei unbeweglichen und übergewichtigen Menschen sinkt die Lebensqualität oftmals schon bei jungen Erwachsenen, im Extremfall schon bei Kindern und Jugendlichen. Ursache hierfür sind nicht nur Gesundheitsprobleme, sondern auch Einschränkungen der Körperfunktionen und in der Folge auch eine zunehmende geistige Unbeweglichkeit. Lebensqualität ist stark individuell geprägt. Daher ist eine Verbesserung der Lebensqualität auch nur individuell möglich. Ayurveda-Yoga-Programme sind individuell. Sie üben für Ihre Konstitution, für Ihre Lebensqualität, Ihren Körper und Geist. In zahlreichen wissenschaft-

YOGA **Extra**

Ayurveda-Yoga ist ein wirksames Rasayana. Rasayanas sind im Ayurveda Mittel, durch die ein langes Leben mit hoher Lebensqualität in jedem Alter erreicht werden soll. Dazu gehören eine optimale, konstitutionsabhängige Ernährung, eine passende Nahrungsergänzung, passender Sport und Bewegung sowie Yoga. Ideal sind hier Yogaprogramme für die Konstitution, d.h. Ayurveda-Yoga.

lichen Studien bewiesen wurde, dass körperliche Aktivität verbunden mit geistiger Aktivität, z. B. Yoga, unmittelbar das Wohlbefinden, die Beweglichkeit und Leistungsfähigkeit etc. verbessert und damit auch die Gesundheit positiv beeinflusst. Deswegen ist ein wichtiges persönliches Ziel für viele Menschen, Beweglichkeit und ein individuelles Wohlfühlgewicht zu gewinnen. Mit Gewalt oder unsinnigen Diäten werden Sie nichts erreichen. Die Grundvoraussetzung bleibt in jedem Fall die Verbesserung der Beweglichkeit. Dann folgen die weiteren Schritte.

YOGA **Tipp**

Diäten, von denen man aus medizinischer Sicht abraten muss, sind z. B. die Rohkostdiät, Kartoffel-Ei-Diät, Trennkost und viele andere Diätformen. Nur eine behutsame, langsame und intelligente Gewichtsreduktion führt zu einem langfristigen Erfolg. Ayurveda-Yoga kann Ihnen dabei helfen.

Vom Unsinn aller Diäten

Hungern und alle unsinnigen Diäten führen auf die Dauer meist zu einer Erhöhung des Körpergewichts und im schlimmsten Fall zu schweren Krankheiten. Alle einseitigen Diäten, und die meisten Diäten sind einseitig, zielen auf eine Störung oder Verschlechterung des Stoffwechsels. Aus dem bisher Gelesenen können Sie bereits schließen, dass dies nicht sinnvoll sein kann.

Aus ayurvedischer Sicht, aber auch aus Sicht der modernen Medizin führt eine Verschlechterung oder Störung des Stoffwechsels auch zu einer Verschlechterung der Organfunktionen, des Gewebeaufbaus, des Wohlbefindens, der Energie, der Leistungsfähigkeit und letztlich der Gesundheit. Auch schwere körperliche oder psychische Erkrankungen können die Folgen sein. Durch eine lange anhaltende Verminderung des Energiestoffwechsels und der Wärmeproduktion kommt es nach Beendigung der Diät dann zum sogenannten Jo-Jo-Effekt. Der Mensch nimmt beim Wechsel zur normalen Kost rasch wieder mehr zu, als er vorher abgenommen hat. Die Frustration und das daraus resultierende Unwohlsein im Körper sind vorprogrammiert.

Der richtige Weg zur Wohlfühlfigur

Die richtigen Schritte, um das individuelle Idealgewicht zu erreichen:

- Wiedererreichen der notwendigen Beweglichkeit durch Übungen aus dem Ayurveda-Yoga
- Aufbau einer aktiven, kraftvollen Muskulatur durch Ayurveda-Yoga und/oder gesundheitsorientierten Sport
- Verbesserung der Ausdauer durch Ayurveda-Yoga und/oder gesundheitsorientierten Sport.

Gleichzeitig soll die Ernährung angepasst werden. Ideal ist eine leichte, gut verdauliche Nahrung, die nach ayurvedischen Richtlinien ausgewählt und frisch zubereitet wird. Überflüssige Fette werden weggelassen! Die Mahlzeiten sollen möglichst kräftig gewürzt sein und warm eingenommen werden. Kalte Getränke zu den Mahlzeiten sollen gemieden werden. Genauere Hinweise zur Ernährung finden Sie in der entsprechenden Literatur. Beachten Sie dabei die Ratschläge und Hinweise für Menschen mit hohen Kapha-Anteilen oder Kapha-Störung.

Typische Zeichen einer Kapha-Störung

- Abnahme der Beweglichkeit
- Zunahme des Körpergewichts
- Verlust der Wohlfühlfigur
- Verschlechterung des Stoffwechsels
- Abnahme der Energie und des Antriebs
- Schwellungen der Haut und der Gelenke

Mögliche Folgekrankheiten einer Kapha-Störung:

- Adipositas (Fettsucht)
- Fettstoffwechselstörungen
- Herz-Kreislauf-Erkrankungen
- Diabetes mellitus, Typ 2
- Asthma bronchiale

Ergänzende Maßnahmen aus dem Ayurveda

»Fürchte Dich nicht, langsam zu gehen, aber fürchte Dich, stehen zu bleiben.«
(Chinesisches Sprichwort)

Neben der richtigen Ernährung bietet Ayurveda vielfältige Möglichkeiten, die den Weg zur Wohlfühlfigur unterstützen. Wir möchten Ihnen hier einige interessante und praktikable Möglichkeiten vorstellen. Weitere Informationen und Hinweise inklusive Bezugsquellen finden Sie in der Literatur, z. B. in »Gesund und leistungsfähig durch Ayurveda im Sport«.

Ayurvedische Kräuter und Nahrungsergänzung

- **Ashwagandha (Withania somnifera)** fördert den Aufbau optimaler Gewebe, insbesondere den Muskelaufbau, und wirkt damit anabol ohne jede Nebenwirkung. Ashwagandha verbessert den Muskelstoffwechsel und wirkt außerdem immunstimulierend und regenerierend. Senkt Vata und Kapha.
- **Guggulu (Commiphora mukul)** steigert intensiv den Stoffwechsel, wirkt fettabbauend, entschlackend, blutdrucksenkend und durchblutungssteigernd. Senkt Vata und Kapha.
- **Shallaki (Boswellia serrata)** wirkt entzündungshemmend und schmerzlindernd, insbesondere bei Beschwerden im Gelenkbereich, aber auch bei chronisch entzündlichen Darmerkrankungen. Senkt Vata und Kapha.
- **Trikatu (Piper longum, Piper nigrum und Zingiber officinalis)** steigert den Stoffwechsel, wirkt fettabbauend, entschlackend, herzstärkend etc. Senkt Vata und Kapha und erhöht Pitta.
- **Triphala (Emblica officinalis, Terminalia chebula und belerica)** ist nützlich zur Optimierung des Stoffwechsels, wirkt regenerierend und immunstimulierend und ist als sanfte Therapie bei schlechtem Stoffwechsel und schlechter Verdauung sinnvoll. Gleicht alle Doshas aus.

Ayurvedische Massagen

- **Mardana oder Thalodal (intensive Ölmassage mit hohem Druck):** Wirkt prinzipiell stoffwechselsteigernd und verbessert die Beweglichkeit. Weitere Wirkungen sind abhängig vom jeweils eingesetzten Öl:
  Sahacaradi-Thailam (Kapha-Öl): Stark fettabbauend, entschlackend, schweißtreibend, das Gewebe straffend. Reduziert Kapha stark.
  Bala-Ashwagandha-Öl (Sport-Öl): Fettabbauend und muskelaufbauend (anabol) sowie das Gewebe straffend. Reduziert Vata und Kapha.
- **Pulvermassage oder Pulver-Öl-Massage (Udvartana oder Utsadana):** Wirkt stark stoffwechselsteigernd, fettabbauend und das Gewebe straffend (sehr gut bei Orangenhaut). Verbessert die Beweglichkeit. Reduziert Kapha.

Weitere Therapien

- **Jambira Pinda Sweda (Zitronenwickel)** ist eine intensiv stoffwechselsteigernde, schweißtreibende, entschlackende Behandlung. Sie ist außerdem sehr wirkungsvoll bei Schwellungen der Gelenke und Gewebe sowie bei Orangenhaut. Wirkt intensiv fettabbauend, entschlackend, gewebestraffend und verbessert die Beweglichkeit. Reduziert Kapha.
- Ideal fettabbauend und stoffwechselsteigernd wirken Zitronenwickel im Wechsel mit Pulvermassagen.
- **Schwitzbad (Ushma sweda)** oder auch Sauna wirkt stoffwechselsteigernd und entschlackend. Verbessert die Beweglichkeit. Senkt Vata und Kapha.

YOGA **Tipp**

Gönnen Sie sich auf Ihrem Weg zur Wohlfühlfigur auch mal eine fachkundige Ayurveda-Massage oder eine andere wohltuende Therapieanwendung als zusätzliche »Streicheleinheit« für Körper und Seele.

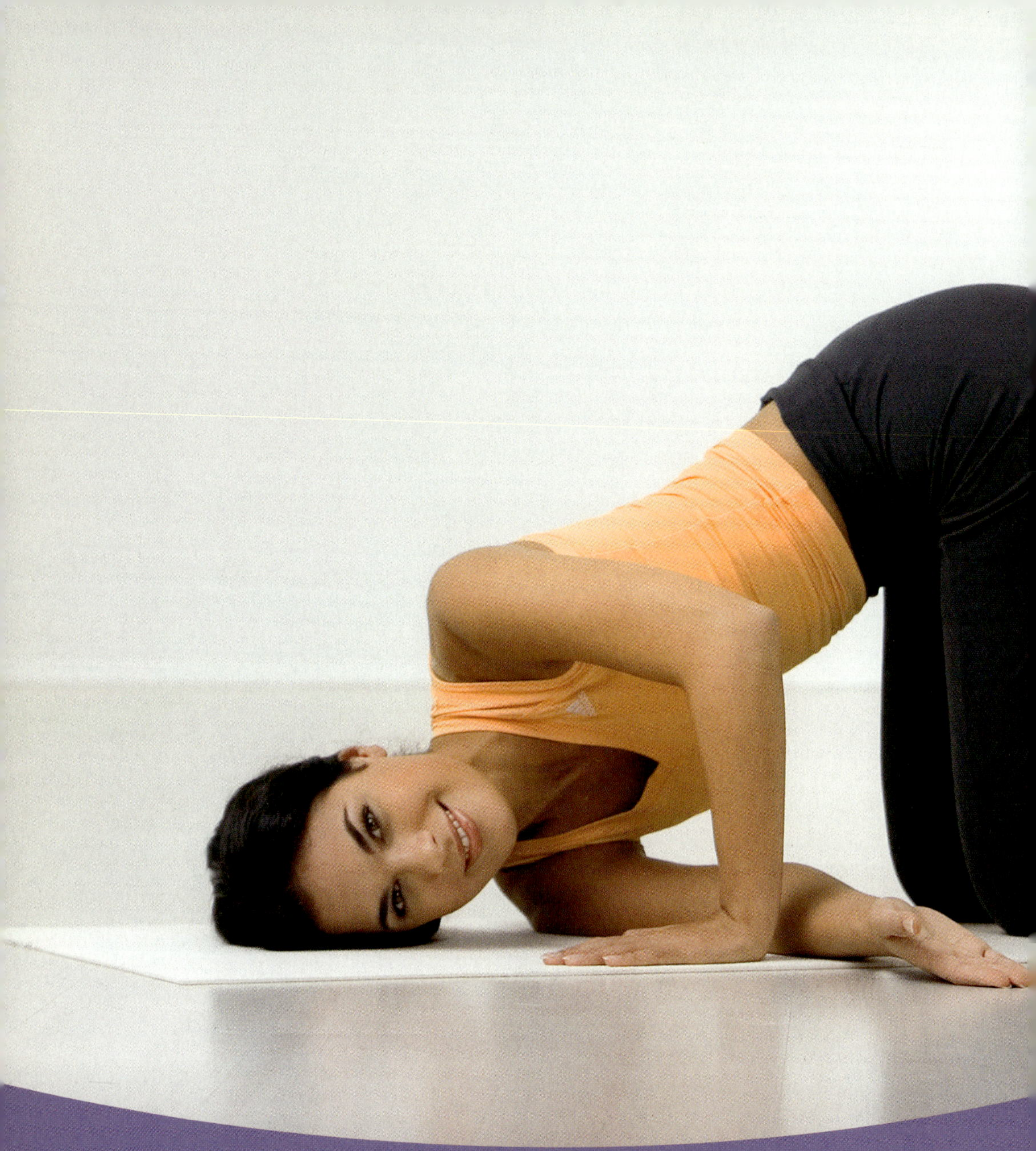

Ayurveda-Yoga macht leicht und beweglich

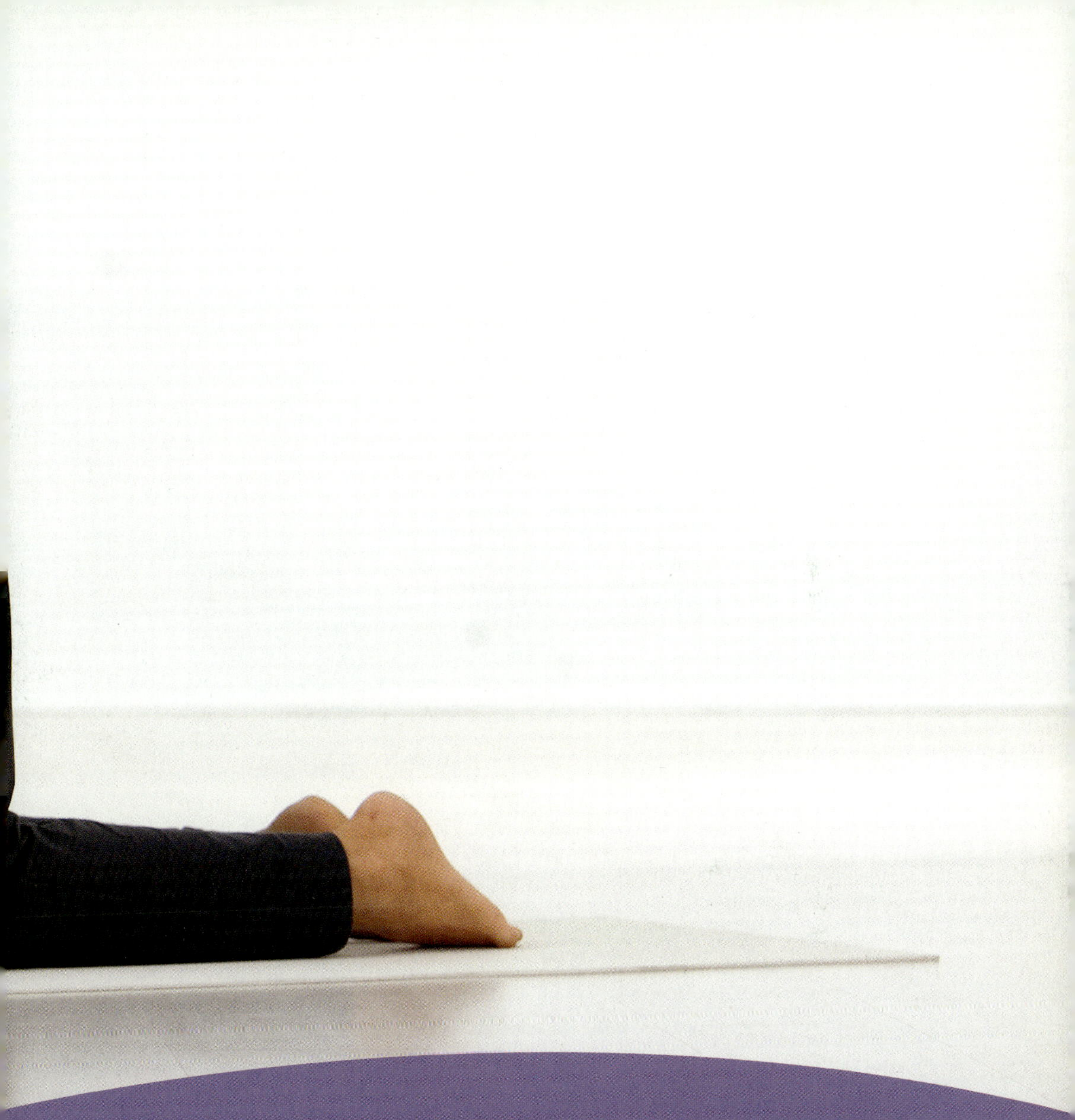

4

Energie ist etwas Dynamisches; ihr Strömen und Pulsieren wird im Körper als angenehme innere Bewegung wahrgenommen und drückt sich in Wohlbefinden und Freude aus. Im Yoga wird die Lebensenergie Prana genannt – sie ist die Kraft, die in uns das Leben pulsieren lässt.

4

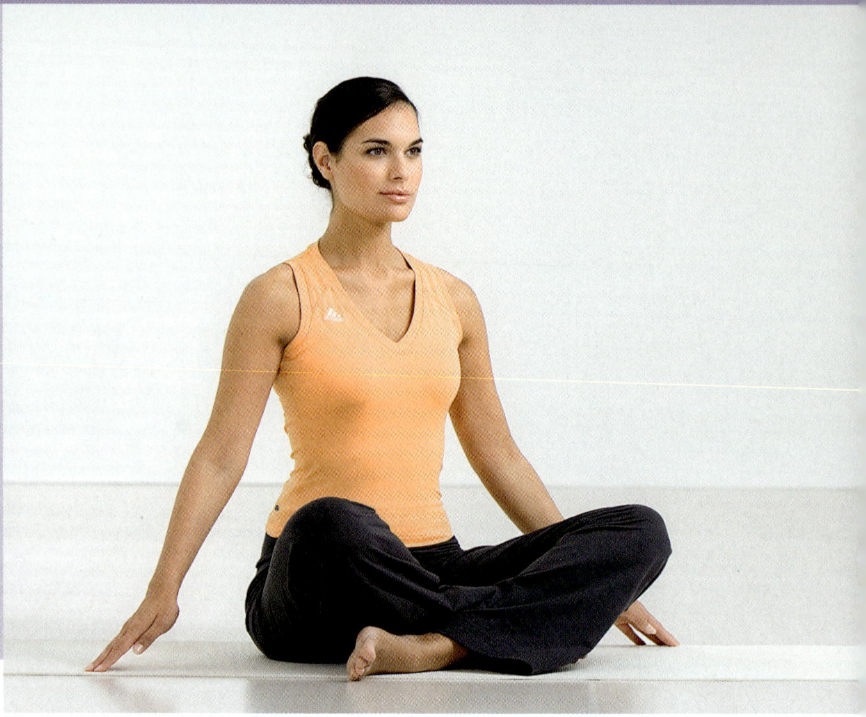

Yoga-Asana-Programme setzen Lebensenergie frei

Von manchen Menschen fühlt man sich angezogen und ihre positive Ausstrahlung wirkt ansteckend – sie wirken körperlich, seelisch und geistig »frei«, äußerlich und innerlich »bewegt« – sie sind in ihrem persönlichen Gleichgewicht. Andere dagegen scheinen auf »Sparflamme« zu leben; Lebendigkeit und Beweglichkeit sind verloren gegangen.

»Jeder soll neugierig sein auf sich selber und soll sich zutage fördern wie aus der Tiefe ein Stück Erz oder ein Quell ...« (Bettina von Arnim)

Durch unseren Alltag – in der Regel mit viel Sitzen und wenig bewusster Bewegung, mit Stress und Hektik – verlieren wir unser persönliches Gleichgewicht. Der Körper reagiert darauf mit Anspannung bis hin zu

Schmerzen, und ein Gefühl von Energielosigkeit stellt sich ein. Irgendwann stellt man dann fest, dass der Körper unbeweglich und schwer geworden ist und die Vitalität und Lebensfreude verloren gegangen sind. Dann ist spätestens die Zeit gekommen, um wieder an sich zu denken und etwas für sich zu tun! Mit Ayurveda-Yoga haben Sie ein Mittel an der Hand, Körper, Geist und Seele wieder in Balance zu bringen.
Die drei Yoga-Übungsprogramme können einzeln geübt oder miteinander verbunden werden. Beginnen Sie jedes Programm jedoch mit der Sammlung und Konzentration auf den Atem.

Der praktische Umgang mit dem Buch

Lesen Sie zuerst in Ruhe den Theorie- und Praxisteil durch. Es ist der erste Schritt zu einem veränderten Selbstbewusstsein. Dann probieren Sie einfach aus, wie sich eine Übungsreihe anfühlt. Üben Sie regelmäßig, und mit der Zeit, wenn Sie immer beweglicher werden, können Sie Ihre Leistung steigern.

YOGA **Extra**

Die verschiedenen Übungen aus dem Yoga haben einen wichtigen Einfluss auf den Körper und seine Bewegung. Mit ihrer Hilfe werden Blockierungen in den Muskeln und Gelenken gelöst, Geist und Seele entspannt. So kann die Lebensenergie in uns wieder zirkulieren. Gesundheit und Wohlbefinden stellen sich ein.
Das Ziel aller Yogaübungen ist es (u. a.), die lebenspendende Energie mithilfe der Energiezentren durch den gesamten Körper zu leiten und ihn gesund und beweglich zu erhalten.
Mithilfe der drei Ayurveda-Yoga-Programme verbessern Sie Ihre gesamte Beweglichkeit, Ihre Kraft und Stabilität, Ihr Körperbewusstsein, Ihre Koordination, Ihre Atmung und Ihren Stoffwechsel.

So üben Sie richtig

Denken Sie manchmal an folgenden Satz aus der Mongolei: »Sage von einem Pass nie, er sei unüberwindlich! Wenn Du nur hinaufsteigst und keine Anstrengung scheust, wirst Du ihn überschreiten. Und sage auch nicht, es sei zu weit und Du könntest es nicht schaffen! Wer geht, kommt schließlich auch an.«

1

Üben Sie regelmäßig, mindestens dreimal pro Woche. Dreimal 20 Minuten sind besser als einmal 60 Minuten!

2

Beginnen Sie langsam, mit kleinen Schritten, sich nach und nach mehr Beweglichkeit und Kraft aufzubauen.

3

Üben Sie konsequent und intensiv. Der Körper soll ins Schwitzen kommen.

4

Überfordern Sie sich aber nicht. Vermeiden Sie Schmerzen oder Atemnot. Auspowern schadet dem Ziel.

5

Verbinden Sie alle Übungen mit der Atmung. Nutzen Sie den gesamten Atemraum.

6

Üben Sie nicht kopflos oder sinnlos. Bedenken Sie: »Gewonnen wird im Kopf.«

7

Konzentrieren Sie sich beim Üben. Üben Sie körperbewusst in Ihrem Bereich.

Programm 1:
Energie im Körper entfachen

Im allgemeinen Sprachgebrauch kennen wir Ausdrücke wie »mir fehlt einfach die Energie dazu«, »da habe ich mich mit aller Energie draufgestürzt« oder »im Urlaub neue Energie tanken«.

Wenn wir uns im Alltag gestresst fühlen, wenig Bewegung haben und eventuell an Gewicht zugenommen haben, ist unser »Energieniveau« ziemlich niedrig. Diese Energie ist nicht messbar wie der Blutdruck oder der Puls – aber wir spüren sehr genau, ob sie hoch oder niedrig ist.

Vielleicht spüren Sie sich im Moment in mancher Hinsicht gebremst oder aber voller Tatendrang?

Das nachfolgende Übungsprogramm aktiviert die Blutzirkulation im Körper, vertieft die Atmung. Die Bewegungen bringen Wachheit, Klarheit und neue Energie. Sie lassen sich sehr gut in den Tagesablauf einbauen, z. B. morgens nach dem Aufstehen, auch in der Mittagspause oder an Ihrem Arbeitsplatz.

YOGA **Extra**

Die Lebensenergie »Prana« gehört in Indien zur Basis des gesamten medizinischen und philosophischen Denkens. Über viele Tausende Jahre wurde das Konzept entwickelt, welches die persönliche Energie, die Energie des Umfelds und des gesamten Universums miteinander in Beziehung setzt. Diese Lebensenergie fließt in allem Lebendigen, lässt alles wachsen, gibt Kraft und sie sorgt für Veränderung und Ausgleich.

Nach indischer Auffassung strömt Prana durch sogenannte Nadis – sie durchziehen den gesamten feinstofflichen Körper.

Wirkung
Mit dieser Armbewegung weiten Sie die drei Atemräume. Die vollständige Einatmung versorgt Sie mit Sauerstoff und Lebensenergie.

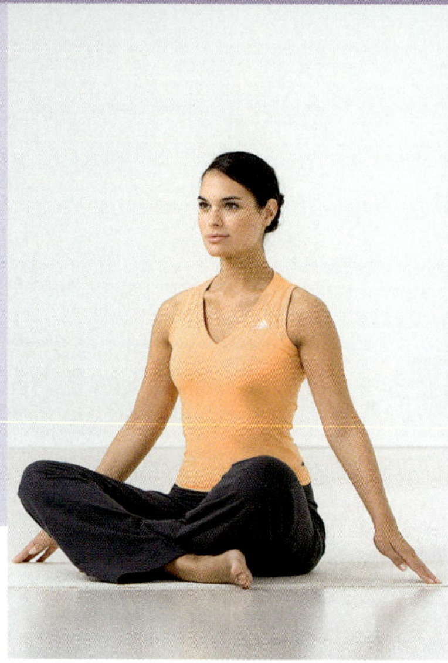

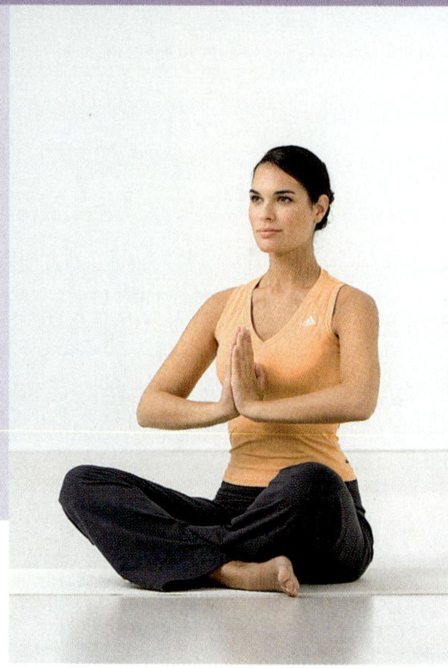

Track 2

Atemübung: »Sich Raum schaffen«

Sie können diese Atemübung sitzend – gerne auch auf einem Stuhl – oder im Stehen üben.

1. Richten Sie Ihr Becken und die Wirbelsäule auf, streben Sie mit dem Scheitel himmelwärts. Entspannen Sie das Gesicht, schließen Sie die Augen und lösen Sie die Kiefergelenke. Lassen Sie die Schultern weich nach hinten, unten und außen sinken. Die Arme und Hände sind entspannt.
2. Konzentrieren Sie sich einige Atemzüge lang auf das Kommen und Gehen Ihres Atems – ohne ihn zu beeinflussen. Spüren Sie die Atembewegung im Bauchraum, im unteren Brustkorb, im oberen Brustkorb.
3. Einatmend heben Sie dann die Arme seitlich in Schulterhöhe an. Ausatmend legen Sie die Hände vor dem Herzen mit den Handflächen aneinander in die Grußgeste: Namaste.
4. Einatmend führen Sie die Hände über den Kopf. Sie können die Ellbogen leicht angebeugt lassen; ziehen Sie die Schultern dabei nicht hoch.

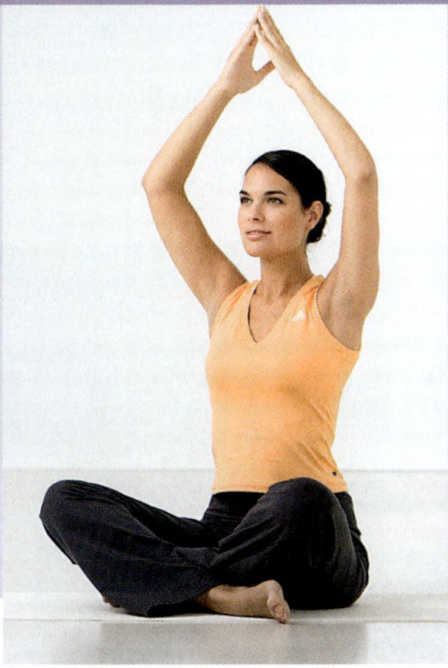

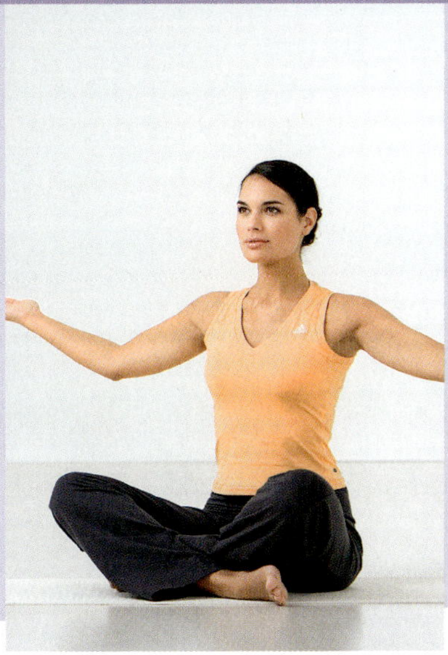

Wichtig

Wenn Sie die Arme über den Kopf heben, lassen Sie die Schultern tief. Die Wirbelsäule bleibt aufgerichtet.

5. Ausatmend öffnen Sie die Hände und lassen Sie langsam die Arme wieder in die Ausgangshaltung sinken.

Wiederholen Sie diese Atembewegungsübung sechsmal.
Bleiben Sie noch einen Augenblick im aufrechten Sitz und spüren Sie die Wirkung der Übung.
Wo haben Sie für den Atem Raum gewonnen?
Spüren Sie die Atembewegung im Bauchraum – im unteren Brustraum – im oberen Brustraum?

YOGA Extra

Diese und die folgenden Übungen bringen neuen Schwung. Sie aktivieren das Herz-Kreislauf-System. Sie können entweder alle drei Übungen nacheinander üben oder die erste Übung mit einer der nachfolgenden kombinieren. Auch wenn Sie wenig Zeit haben, beginnen Sie immer mit der Atemübung.

Wirkung

Das Abklopfen der Energiebahnen wärmt den Körper auf, bringt Lebendigkeit und Bewusstheit in Körper und Geist. Sie spüren das Vibrieren der Energie.

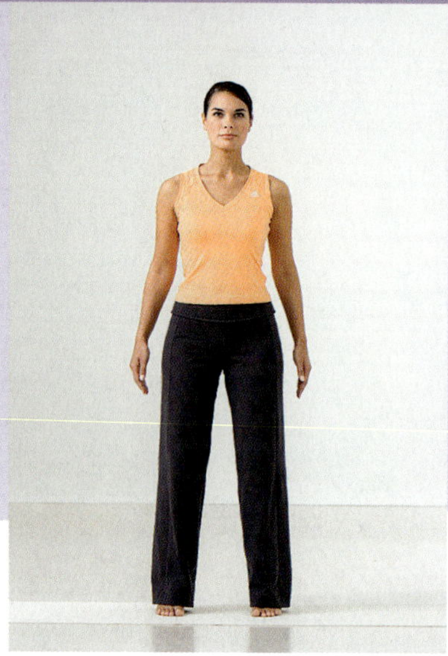

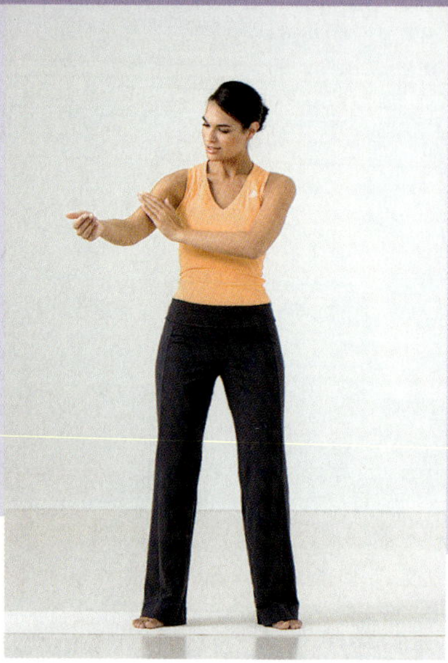

Track 3

Abklopfen der Energiebahnen: »Sich bewusst spüren«

1. Stehen Sie locker aufgerichtet in einer leichten Grätsche, die Fußspitzen leicht nach außen gedreht. Sie können auch im Sitzen üben.
2. Heben Sie den rechten Arm locker nach vorn in Brusthöhe hoch, die Handfläche nach oben geöffnet. Klopfen Sie mit der linken Hand an der rechten Brust beginnend die Innenseite des Arms bis zur Handfläche ab, weiter den Handrücken über die Außenseite des Arms bis zur Schulter hin.
3. Die Seite wechseln und die linke Brustseite, den Innenarm, die Handfläche, den Handrücken, die Außenseite des Arms bis zur Schulter abklopfen. Wiederholen Sie beide Seiten dreimal.
4. Klopfen Sie danach mit beiden Händen gleichzeitig den unteren Brustkorb und den Bauch ab und evtl. leicht den Rücken. Reiben Sie zum Abschluss die Nierengegend.
5. Klopfen Sie dann das Gesäß ab – wandern Sie klopfend weiter über die Außenseite der Beine bis zu den Füßen hin. Weiter klopfend gehen Sie die Beininnenseiten wieder hoch über die Leisten zum Gesäß zurück. Wiederholen Sie dreimal.

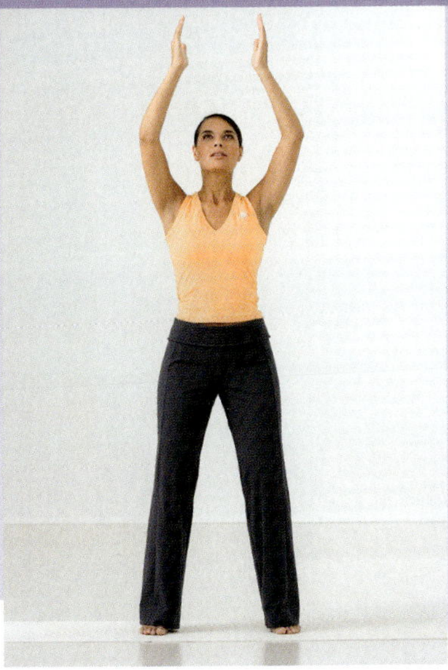

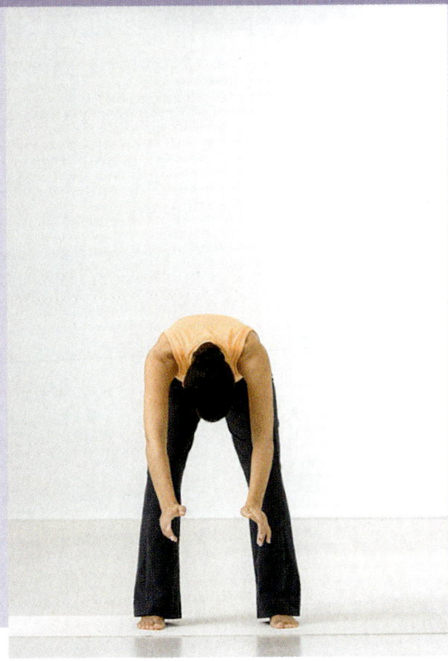

Wirkung

Die Übung bewirkt die Anregung und Stärkung des Herz-Kreislauf-Systems. Die Atmung wird vertieft, der Kopf klar und wach.

Die Lebensenergie wecken: »Sich aktivieren«

Track 4–7

Grundübung I:

1. Stehen Sie im aufrechten Stand in einer leichten Grätsche.
2. Einatmend, durch die Nase, heben Sie die Arme locker über den Kopf.
3. Ausatmend, durch den Mund (dabei entsteht ein lautloses »HA«, vielleicht aber auch mit Ton), schwingen Sie nach unten in die lockere Vorbeuge.

YOGA **Extra**

Die ersten zwei Übungen aus dem Kundalini-Yoga werden dynamisch geübt: Die Yogahaltungen, Asanas, werden mit einem kräftigen Atem verbunden. Beginnen Sie langsam zu üben, behalten Sie einen gleichmäßigen Rhythmus bei. Wenn Sie geübter sind und sich wohlfühlen, dann erhöhen Sie das Tempo.
Die Bogenschützenhaltung (s. S. 52) wird statisch einige Atemzüge lang gehalten.

Wichtig
Bleiben Sie beim Schwingen locker in den Knien, im Rücken und in den Schultern. Lassen Sie die Bewegungen fließen – üben Sie nicht ruckartig.

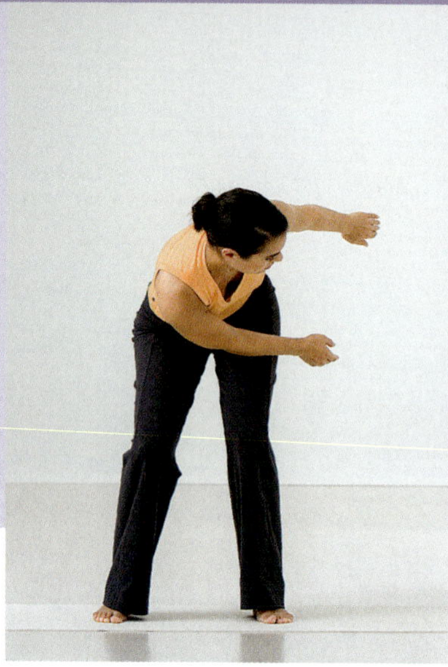

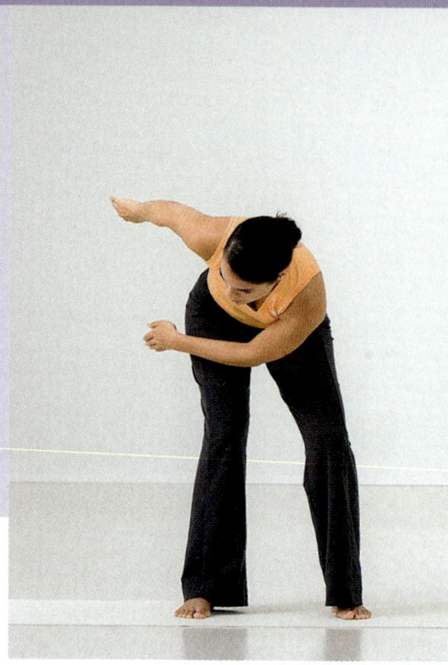

4. Einatmend, durch die Nase, richten Sie sich auf – Arme über den Kopf. Siehe erstes Bild.
5. Ausatmend, durch den Mund, drehen Sie sich im aufrechten Stand leicht nach links und schwingen Sie die Arme links neben dem Körper nach hinten und unten.
6. Einatmend wieder Arme über den Kopf. Siehe erstes Bild.
7. Ausatmend drehen Sie sich im aufrechten Stand leicht nach rechts und schwingen Sie die Arme mit nach rechts hinten und unten.
8. Jetzt folgt die zweite Sequenz: Einatmend wieder nach oben und dann folgt wieder die Vorbeuge …
9. Üben Sie ein bis drei Minuten rhythmisch atmend die verschiedenen aufeinanderfolgenden Bewegungen.
10. Spüren Sie im Stand einige Atemzüge lang der Übung nach.

Ist Ihr Körper warm und belebt? Ist der Geist wach und klar?
Spüren Sie Ihren Atem vielleicht deutlich intensiver als vor der dynamischen Bewegung?
Genießen Sie die Lebendigkeit in Körper und Geist, die Sie wiederum antreibt, mit der nächsten Übung weiterzumachen!

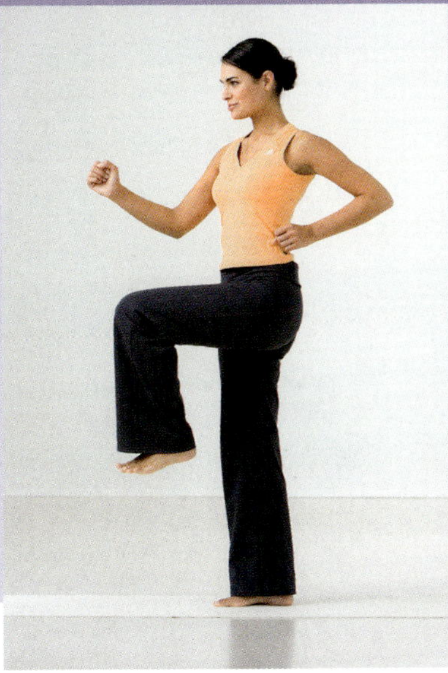

Wirkung

Das »Laufen auf der Stelle« ist ein guter Joggingersatz. Wenn Sie ihn sehr dynamisch ausüben, dann spüren Sie anschließend den ganzen Körper von Energie durchströmt.

Wichtig

Für die Gelenke ist es angenehm, wenn Sie die Übung auf weichem Untergrund, z. B. auf einer Wiese oder einem Minitrampolin, ausführen. Bleiben Sie locker in den Schultern, im Nacken und Gesicht.

Grundübung II:

1. Im aufrechten Stand stellen Sie die Füße parallel beckenbreit nebeneinander. Heben Sie die Arme und beugen Sie diese in den Ellbogengelenken ein. Schließen Sie die Hände zu lockeren Fäusten und ziehen Sie diese zur Brust heran.
2. Laufen Sie auf der Stelle. Ziehen Sie dabei die Knie so hoch wie möglich und stoßen Sie die Fäuste nach vorn:
   Stoß mit dem rechten Arm – dann hebt sich das linke Knie. Stoß mit dem linken Arm – dann hebt sich das rechte Knie. Es ist eine Überkreuzbewegung.
3. Atmen Sie durch die Nase ein und aus. Bei jedem Stoß atmen Sie kräftig aus und dann schnell wieder ein. Der Atem ist kräftig und hörbar.
4. Üben Sie ein bis fünf Minuten. Wenn Sie diese Übung alleine üben – als Joggingersatz – dann können Sie sich steigern und bis zu 20 Minuten üben.
5. Wenn Sie beenden, atmen Sie ein und wieder aus; stehen Sie still mit geschlossenen Augen und spüren Sie nach. Der Atem wird allmählich wieder entspannt.

Wirkung

Bei dieser traditionellen Haltung wird der Geist auf ein Ziel fokussiert. Die kraftvolle Haltung stärkt den ganzen Körper, dazu Ausdauer und Durchhaltevermögen!

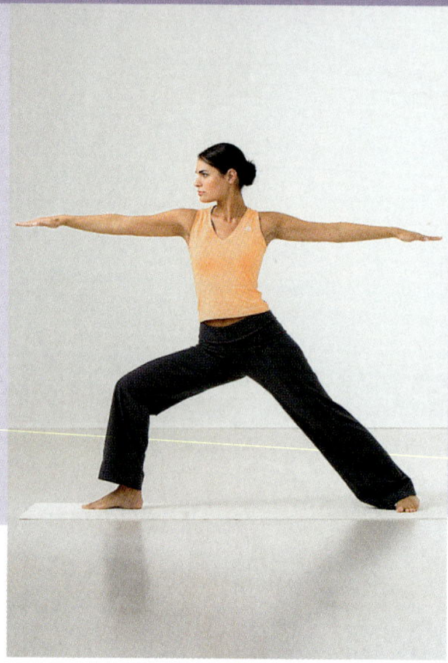

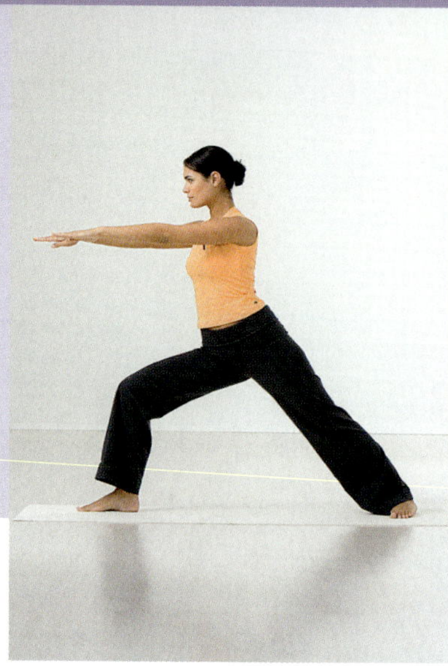

Bogenschützenhaltung

1. Gehen Sie in eine weite Grätsche. Richten Sie das Becken und die Wirbelsäule auf. Das Steißbein bewegt sich dabei in Richtung Nabel – der Scheitel strebt nach oben in den weiten Raum.
2. Drehen Sie den rechten Fuß aus und den linken etwas ein. Beugen Sie das rechte Knie. Es soll während der ganzen Übungszeit über dem Fußgelenk stehen. Das linke Bein ist gut gestreckt, die Außenkante des Fußes und die Ferse sind gut mit dem Boden verbunden.
3. Heben Sie die Arme gestreckt in Schulterhöhe an, ohne die Schultern mit anzuheben. Bleiben Sie weit im Schultergürtel.
4. Drehen Sie den Rumpf, den Schultergürtel mit dem linken Arm und den Kopf nach rechts.
5. Machen Sie lockere Fäuste, die Daumen stehen hoch.
6. Spannen Sie mit der linken Hand die Sehne eines imaginären Bogens, indem Sie die Faust zurückziehen – innen neben die linke Schulter. Schauen Sie geradeaus, den Blick auf den rechten Daumennagel fixiert und atmen Sie tief und lang.
7. Wenn Sie schon geübt sind, können Sie beim Aus- und Einatmen die Bauchdecke aktiv nach innen ziehen und nach außen drücken.

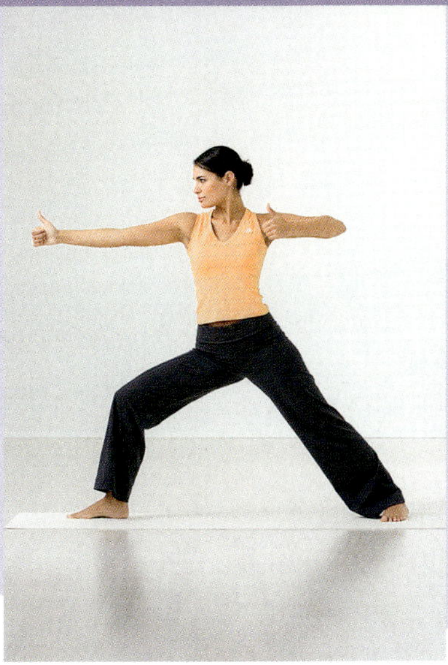

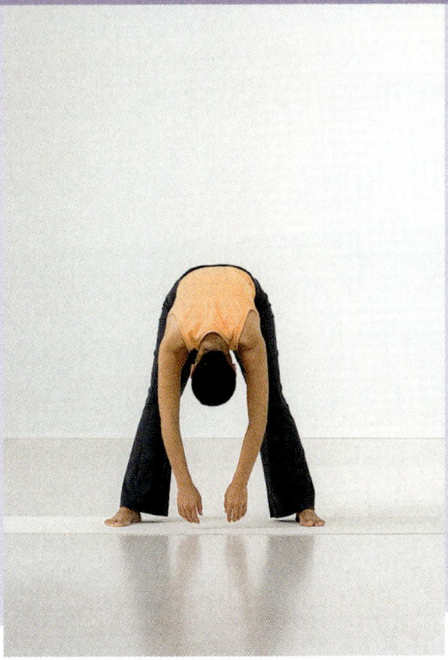

Wichtig

Spüren Sie nach dieser Übungsreihe die Lebensenergie fließen. Fühlen Sie den Geist wach und konzentriert. Empfinden Sie Weite und Freiheit im Herzraum.

8. Nach ein bis drei Minuten kommen Sie in den Grätschstand zurück und wechseln dann die Seite.

Ausgleichshaltung: Vorbeuge mit gegrätschten Beinen

1. Beugen Sie sich aus den Hüftgelenken heraus, mit gebeugten Knien, nach vorn und lassen Sie den Kopf, die Schultern und den Rumpf entspannt hängen.
2. Nach ein paar Atemzügen in dieser Haltung richten Sie sich auf und entspannen sich für drei Minuten im Sitzen oder Liegen.

YOGA Extra

Was haben Sie mit der ersten Übungsreihe erreicht? Sie haben sich Raum geschaffen für den Atem. Sie haben Energie gewonnen, Ihre Beweglichkeit verbessert und die Muskulatur des gesamten Körpers gestärkt. Damit ist der erste Schritt zur Wohlfühlfigur getan.

Programm 2: Die Wirbelsäule im Zentrum des Bewusstseins

Die Wirbelsäule ist die bewegliche, aber auch stabile und federnde Stütze unseres Körpers. Sie trägt den Kopf, über den Schultergürtel die Arme, den Rumpf und ist über das Becken mit den Beinen verbunden.

Aufrichtung, Beweglichkeit und Stabilität sind die Grundlagen für Selbstbewusstsein und Wohlbefinden.

Die Grundhaltung des Körpers ist zwar abhängig von der persönlichen Konstitution, sie wird aber durch unbewusste oder auch bewusste Faktoren geprägt: Viele Menschen nehmen im Alltag gewohnheitsmäßig die Haltung ein, die sie bei der täglichen Arbeit am wenigsten anstrengend finden, z. B. die hängenden Schultern und der runde Rücken eines ständig sitzend arbeitenden Menschen.

Die Haltung ist auch Ausdruck der Psyche

Außerdem hat die Gemütsverfassung einen enormen Einfluss auf die Haltung – und umgekehrt wirkt die Haltung sich auf die Stimmung aus. Die Körperhaltung und die Stimmung wiederum bestimmen das Erleben mit der Umwelt!

Die verschiedenen Faktoren, wie genetisches Erbe, Körpergewicht und Alltag, bewirken, dass viele Menschen unter Rückenschmerzen leiden. Aus dem Zustand der Wirbelsäule kann man gut Rückschlüsse auf den Zustand eines Menschen ziehen: Die Flexibilität der Persönlichkeit und die Offenheit für neue Entwicklungen stehen eng in Verbindung mit einer beweglichen Wirbelsäule. Eine aufgerichtete, bewegliche und gleichzeitig stabile Wirbelsäule macht eine gute Figur. Durch eine kräftige, aber auch dehnfähige Rumpfmuskulatur erreichen Sie im Körper eine »Idealspannung«, eine Entonie, sodass Sie sich ohne Anstrengung aufrichten können. Ziel der Yogahaltungen ist es, die Wirbelsäule von Blockierungen zu befreien, damit die Lebensenergie ungehindert fließen kann.

Die Chakren oder Energiezentren

Wenn die Lebensenergie frei fließen kann, stellen sich Gesundheit und Wohlbefinden ein. Die Yogaübungen, zur Kräftigung der rumpfaufrichtenden Muskulatur und für die Beweglichkeit der Wirbelsäule, unterstützen Sie auf Ihrem Weg zu diesem Ziel. Die Darstellung der Energiezentren im Yoga aus den alten Texten entspricht durchaus unserem heutigen medizinischen Wissen über die Ganglienhäufungen innerhalb des Nervensystems und des Systems der endokrinen Drüsen. Die sechs bzw. sieben Chakren beeinflussen jeweils die Funktion bestimmter Organe. Ist der Fluss der Energie durch sogenannte Granthis (Knoten) blockiert, entstehen Krankheiten. Die Chakren stellen das Bindeglied zwischen physischem, emotionalem und spirituellem Körper dar.

YOGA **Extra**

Im Yoga stehen fast alle Haltungen in Beziehung zur Wirbelsäule. Im Hatha-Yoga gilt die Wirbelsäule als die Achse, in der die Lebensenergie, Prana, innerhalb eines feinstofflichen Energiekanals (Susumna-Nadi) von einem Punkt am Beckenboden (Kanda) aus bis zum Scheitelpunkt aufsteigt. Zwei weitere Energiekanäle sind noch wichtig für die Praxis des Yoga: Vom linken Nasenloch, links entlang der Wirbelsäule, bis zu dem am Beckenboden liegenden Punkt verläuft Ida-Nadi. Mit ihr wird das ruhige, kühlende, mondhafte Prinzip verbunden. Vom rechten Nasenloch, rechts entlang der Wirbelsäule, bis zum Beckenbodenpunkt verläuft Pingala-Nadi. Mit ihr wird das aktive, erwärmende, sonnenhafte Prinzip verbunden.

In den beiden Nadis zirkuliert Prana und trägt die gesamten Lebensprozesse. Entlang der Achse liegen sechs Energiezentren (Chakren) und ein siebtes Chakra liegt oberhalb des Scheitelpunkts. Die Chakren sind Ausdruck unserer verschiedenen Bewusstseinsstufen; sie sind Orte der Energieerfahrung im Körper.

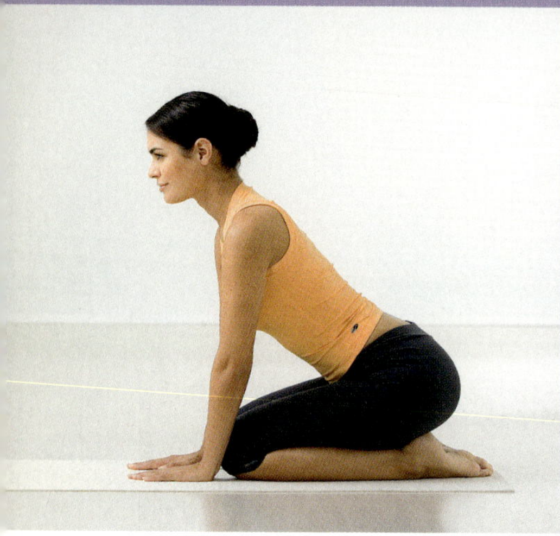

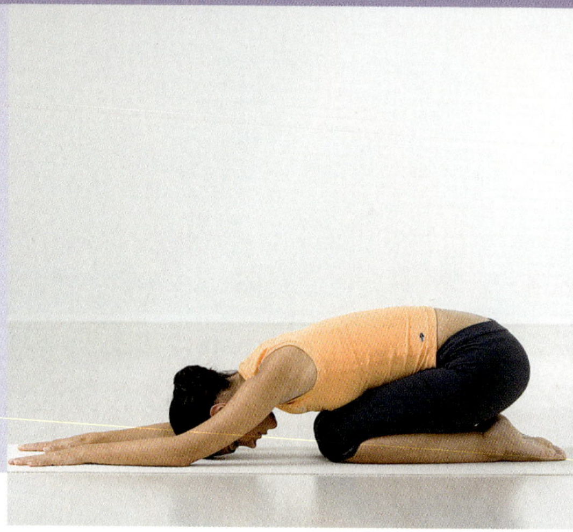

Track 8–14

Übungsreihe für die Wirbelsäule

Jede Haltung der Übungsreihe bewegt die Wirbelsäule in eine ihr mögliche, bestimmte Richtung. Dynamische, langsame Bewegungen und statisches Halten wechseln sich ab. Üben Sie mit Achtsamkeit und fließendem Atem. Halten Sie jede statische Haltung etwa drei Atemzüge lang. Wenn Sie die Übung mit der rechten und linken Seite üben, dann halten Sie beide Seiten gleich lang. Erleben Sie die verschiedenen Bewegungsrichtungen Ihrer Wirbelsäule und machen Sie sich bewusst, wo Sie beweglich sind und in welche Richtungen evtl. eingeschränkt.

1. **Ausgangshaltung**
   Kommen Sie in den Fersensitz und legen Sie die Hände schultergelenkbreit vor den Knien am Boden ab.
2. **Kindhaltung**
   Ausatmend schieben Sie die Hände dann am Boden entlang vor, bis die Arme fast gestreckt sind – Unterarme und Hände liegen am Boden. Dabei legt sich der Bauch auf die Oberschenkel, danach der Brustkorb und zum Schluss sinkt der Kopf in Richtung Boden. Das Gesäß bleibt bei den Fersen. In dieser Haltung atmen Sie bewusst tief ein und aus und Sie spüren die Atembewegung in der ganzen Länge des Rückens.

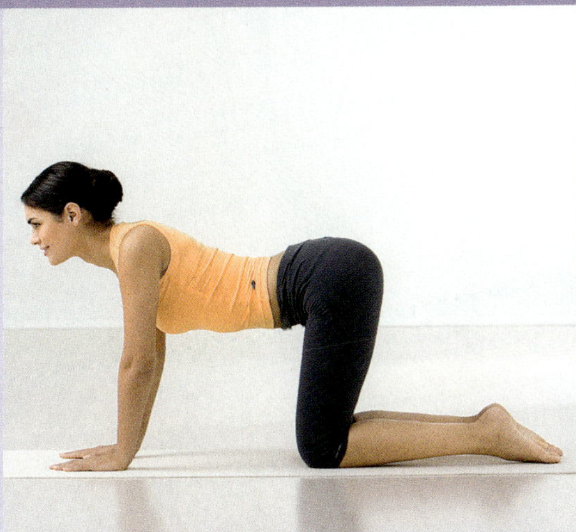

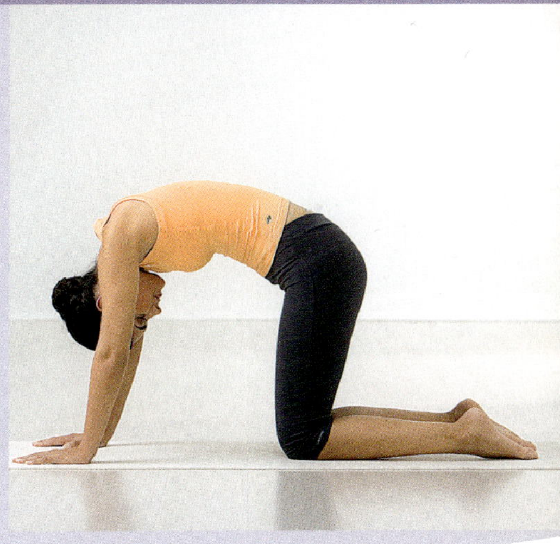

3. Katzenhaltung, hohler Rücken

Einatmend strecken Sie die Arme weiter nach vorn, bis Sie ganz gestreckt sind – heben Sie den Kopf mit langem Nacken an, heben Sie das Brustbein und kommen Sie in den Vierfüßlerstand. Die Wirbelsäule beschreibt einen harmonischen C-Bogen zum Boden.

4. Katzenhaltung, runder Rücken

Ausatmend runden Sie den Rücken – ziehen Sie das Steißbein in Richtung Nabel, ziehen Sie die Bauchdecke nach innen, zum Schluss sinkt der Kopf zur Brust – die Wirbelsäule beschreibt einen harmonischen C-Bogen in Richtung Decke.
Wiederholen Sie die »Katze« mehrmals in Ihrem Atemrhythmus.

YOGA **Extra**

Beginnen Sie das Yoga-Programm für die Wirbelsäule immer mit einer kurzen Einstimmung in der Rückenlage mit aufgestellten Füßen. Spüren Sie die Wirbelsäule, den Rücken bewusst am Boden. Entspannen Sie sich.

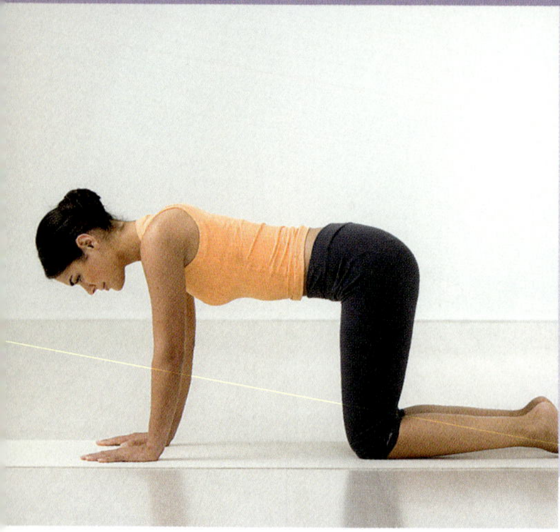

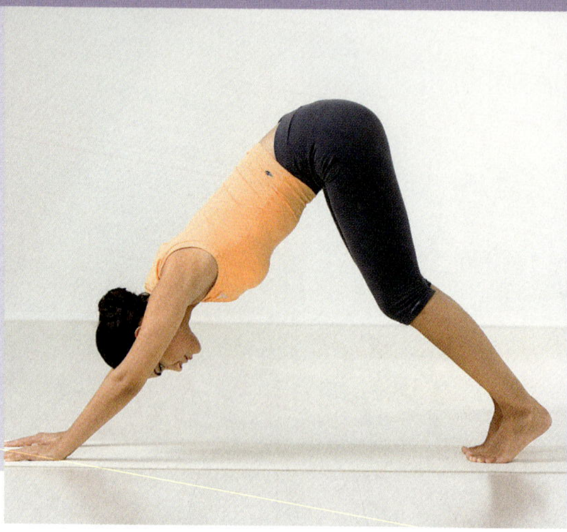

Wirkung

Gezielte Yogaübungen für die Wirbelsäule helfen, den Körper wieder in Form zu bringen. Dadurch wird der Rücken von Schmerzen befreit, Beweglichkeit und Wohlbefinden in Körper, Geist und Seele werden erreicht.

5. Vierfüßlerstand, gerader Rücken

Einatmend richten Sie den Rücken gerade ein – weiten Sie den Brustraum, der Blick nach unten gerichtet. Schmiegen Sie die Hände fest an den Boden, die Finger leicht gespreizt.

6. Nach unten blickende Hundhaltung

Stellen Sie die Zehen auf. Ausatmend schieben Sie das Becken nach hinten und oben in die Haltung des Hundes, der sich dehnt. Die Knie bleiben leicht gebeugt – dehnen Sie sich von den Händen über die Arme und über den langen Rücken bis zu den Sitzknochen. Eventuell lassen Sie jetzt die Fersen mehr in Richtung Boden sinken, sodass die Beinrückseiten sich mehr dehnen können. Entspannen Sie den Kopf, der Blick geht zu den Knien. Halten Sie ruhig atmend die Hundhaltung ein bis drei Atemzüge lang.

Beenden Sie die Haltung, wenn der Atem unregelmäßig wird oder Sie sich anzuspannen beginnen!

Einatmend kommen Sie zurück in den Vierfüßlerstand mit geradem Rücken.

7. Drehung, erste Seite

Ausatmend legen Sie den rechten Handrücken am Boden auf, indem die Finger nach links weisen. Der linke Arm beugt sich ein und Sie schieben die rechte Hand am linken Handgelenk vor-

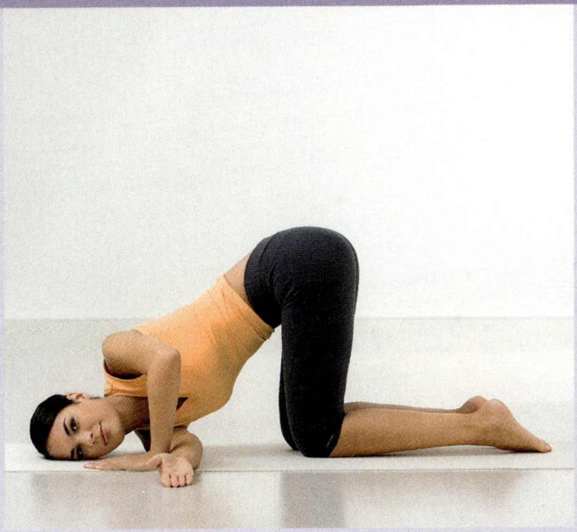

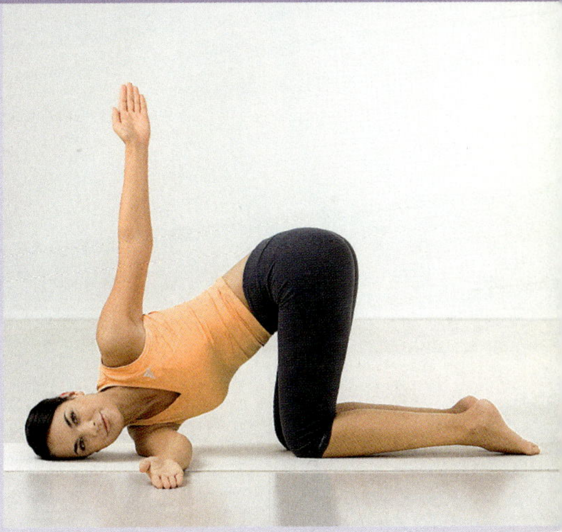

bei nach links, bis der ganze rechte lange Arm und das rechte Ohr am Boden liegen. Die linke Hand stützt fest gegen den Boden.

Setzen Sie sich zum Nachspüren und Entspannen ein paar Atemzüge lang mit dem Gesäß auf die Fersen zurück – oder wählen Sie eine Sitzhaltung, die Ihnen angenehm ist, und spüren sie der Übung nach.

Wiederholen Sie die Übung noch ein- bis zweimal.

8. Drehung, geöffnet

Einatmend heben Sie den linken Arm an und strecken ihn so weit es geht nach oben – Sie kommen in eine offene Drehung nach links.

Achtung: Das Becken bewegt sich nicht mit!

Halten Sie ruhig atmend ein bis drei Atemzüge die Drehung.

9. Drehung, zweite Seite (ohne Bild)

Ausatmend stellen Sie die linke Hand wieder am Boden auf und drehen Sie sich in den Vierfüßlerstand zurück.

Einatmend richten Sie den Rücken wieder gerade.

Wiederholen Sie dann die Übung mit der Drehung nach rechts.

10. Stützhaltung

Nach der zweiten Drehung richten Sie im Vierfüßlerstand den Rücken wieder gerade (siehe Seite 58).

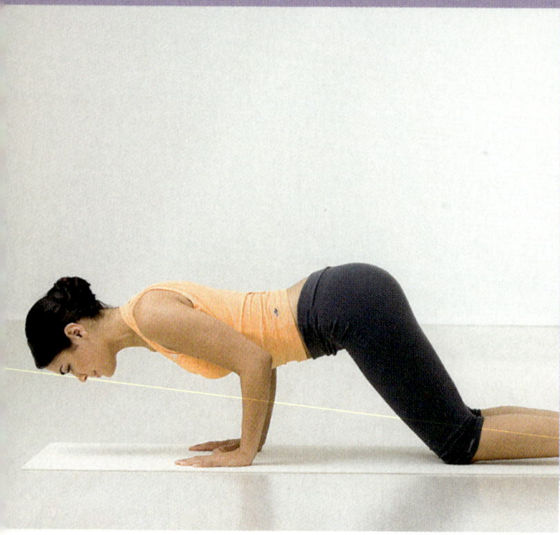

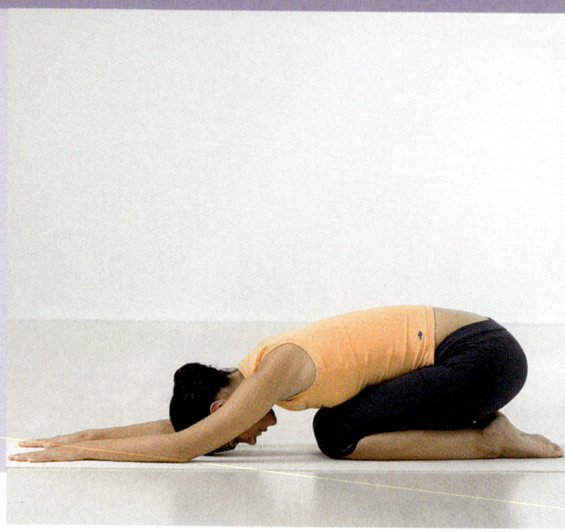

Wirkung
Diese Haltung kräftigt die rumpfaufrichtende Muskulatur und besonders den Schultergürtel. Auch die Oberarme werden wieder kraftvoll und schön.

Ausatmend kommen Sie in eine Stützhaltung, indem Sie die Ellbogen einbeugen und diese dabei seitlich dicht am Körper halten – senken Sie den Oberkörper so ab, dass die Nase vor die Hände in Richtung Boden kommt. Gehen Sie nur so tief, dass Sie sich wieder ohne Ausweichbewegung hochdrücken können.
Die Stützhaltung ist eine anspruchsvolle Haltung. Sie erfordert Achtsamkeit und genaues Hinspüren in Bezug auf die Kraft, die Ihnen momentan zur Verfügung steht!
Ein Teil Ihrer Aufmerksamkeit bleibt im unteren Rücken: Ziehen Sie den Bauchnabel zur Wirbelsäule hin, damit kein Hohlkreuz entsteht. Der andere Teil Ihrer Aufmerksamkeit ist bei den Schultern und Armen: Ziehen Sie die Schultern weg von den Ohren, lassen Sie die Oberarme dicht neben der Brust, die Unterarme bleiben senkrecht stehen.
Achtung: Am Anfang ist weniger mehr – senken Sie zu Beginn Ihres Übens den Brustkorb nicht zu tief ab! Durch stetiges Üben entwickeln Sie Kraft in den Armen, im Schultergürtel und im Brustkorb, sodass Sie allmählich tiefer kommen können.

11. Kindhaltung

Einatmend drücken Sie sich wieder hoch in den Vierfüßlerstand. Ausatmend auf die Fersen zurücksetzen. Atmen Sie ruhig ein.

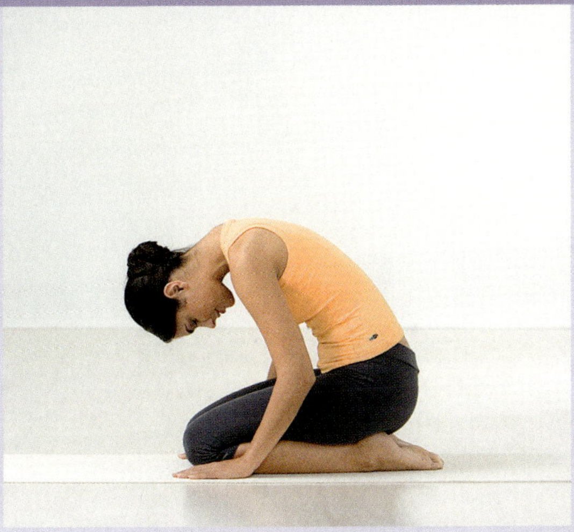

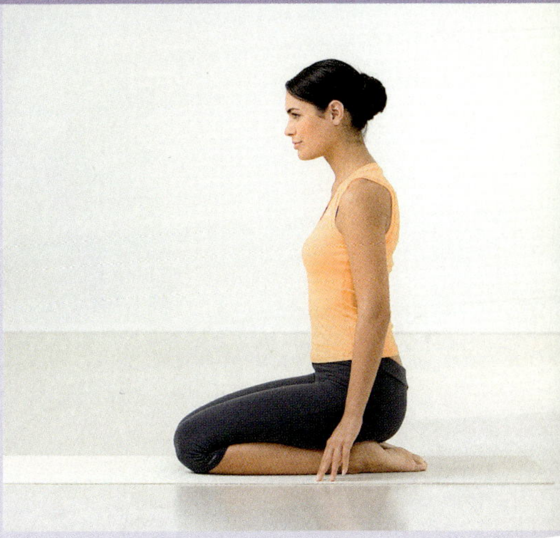

12. Aufrollen zum Fersensitz

Ausatmend die Wirbelsäule vom Becken beginnend langsam zum aufrechten Fersensitz hochrollen. Den Kopf zuletzt heben.

13. Kamelhaltung

Einatmend führen Sie die Arme in einer Kreisbewegung über vorn nach oben und weiter nach hinten und stellen die Fingerkuppen

YOGA **Extra**

Der ganze Körper beeinflusst den Rücken. Zwischen der mechanischen Funktion der Wirbelsäule und der Ausrichtung, Beweglichkeit und Stärke vieler Körperteile besteht eine wechselseitige Beeinflussung.
Beispiel: Sind die Schultergelenke nicht frei beweglich, dann werden Sie das, wenn Sie die Arme über den Kopf heben müssen, ausgleichen, indem Sie ein Hohlkreuz machen. Eine falsche Ausrichtung der Füße, Knie und Beine wird nach oben weitergegeben und führt zu einer Fehlstellung des Beckens und der Wirbelsäule. Wenn Sie den Kopf vor die Schultern gereckt tragen, werden die Muskeln des Nackens und der obere Rücken überlastet.

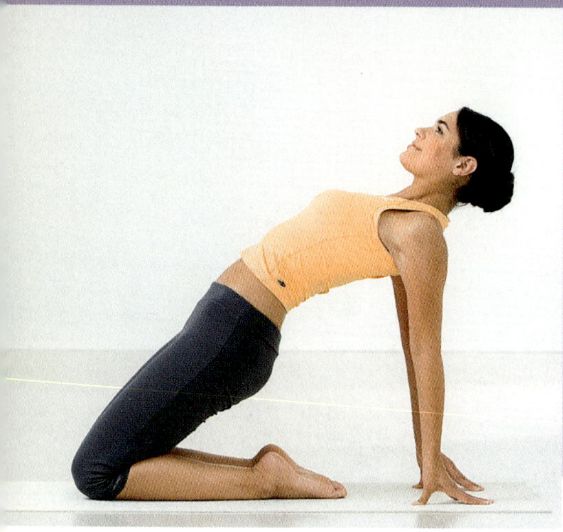

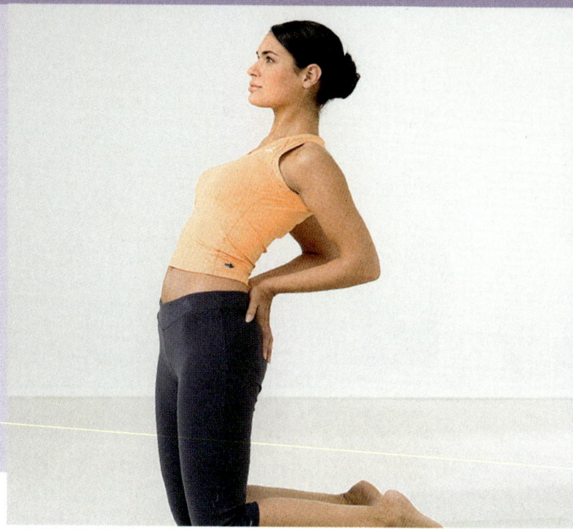

hinter den Füßen auf. Spannen Sie die Gesäßmuskulatur an und heben Sie das Becken an – werden Sie weit im Brustkorb – den Kopf nicht nach hinten hängen lassen. Ausatmend kommen Sie in den Fersensitz zurück.

Alternative für den empfindlichen Rücken/Anfänger/innen (siehe Abbildung oben rechts):

Einatmend kommen Sie in den Kniestand und weiter in eine leichte Rückbeuge des oberen Rückens. Stützen Sie mit den Händen Ihr Becken und den unteren Rücken. In der Kamelhaltung kommt die Wirbelsäule in eine Rückbeuge. Wichtig ist, dass diese Rückbeuge nur im Bereich der Brustwirbelsäule stattfindet – der untere Rücken wird durch das Anspannen der Gesäßmuskulatur geschützt. Lassen Sie auch die Halswirbelsäule lang, den Kopf nicht hängen lassen. Spüren Sie die Dehnung der Körpervorderseite – atmen Sie ruhig und gleichmäßig. Wenn Sie im Bereich der Oberschenkel und Leisten noch nicht gut gedehnt sind, oder/und einen empfindlichen Rücken haben, wählen Sie die schonende Variante.

Nach einer kurzen Ruhepause wiederholen Sie die Übung ein zweites Mal.

Achtung: Bleiben Sie stabil im Becken, gehen Sie nicht aus dem unteren Rücken heraus in die Rückbeuge!

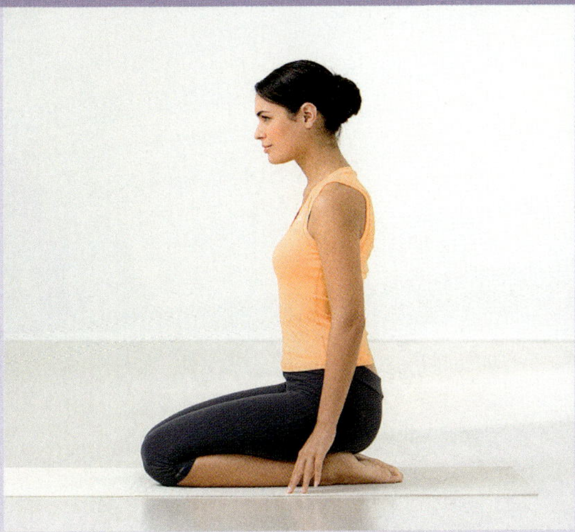

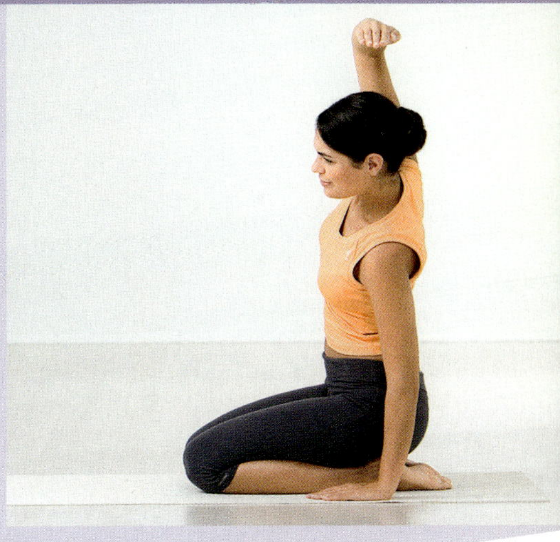

14. Fersensitz

Sie sitzen im Fersensitz und atmen aus.

Achtung: Können Sie nicht im Fersensitz sitzen, dann strecken Sie die Beine nach vorne aus und üben die Seitendehnung aus dem Langsitz.

15. Seitendehnung, rechts und links

Einatmend heben Sie den rechten Arm über die Seite nach oben. Dehnen Sie die rechte Körperseite bis in die Fingerspitzen.

Ausatmend neigen Sie den Rumpf nach links und dehnen Sie die rechte Körperseite. Einatmend kommen Sie zur Mitte zurück – lassen Sie ausatmend den Arm wieder nach unten sinken.

Üben Sie nun die zweite Seite: Heben Sie den linken Arm an und neigen Sie sich nach rechts – so wird die linke Körperseite gedehnt.

Kommen Sie dann wieder in die Ausgangsstellung zurück.

Sie können nun die Übungsreihe von vorn beginnen oder in der Kindhaltung bzw. in der Rückenlage entspannen und nachspüren. Üben Sie möglichst regelmäßig, evtl. täglich, einige Haltungen – der Körper lernt aus den Wiederholungen. Es ist besser, täglich kürzer zu üben, als einmal pro Woche lange Zeit.

Wirkung

Was haben Sie mit der zweiten Übungsreihe erreicht?

Sie haben die Wirbelsäule beweglich gemacht und gleichzeitig stabilisiert und Sie haben den Energiefluss aktiviert. Damit ist der zweite Schritt zur Wohlfigur getan.

Programm 3: Asanas für einen guten Stoffwechsel

»Beweglich sein« in Körper und Geist bedeutet, dass wir gleichzeitig die Eigenschaften »selbstbewusst sein«, »tatkräftig sein«, »energiegeladen sein« in uns aufbauen müssen. Wer selbstbewusst, tatkräftig, voller Energie und beweglich ist, fühlt sich wohl in seinem Körper.
»Sich wohlfühlen« durch einen guten Stoffwechsel und positive Lebensenergie ist ein wesentlicher Teil und Voraussetzung, Ihre individuelle Wohlfühlfigur zu erreichen.

YOGA **Tipp**

Wenn Sie sich zentrieren, rücken Sie sich selbst ins Zentrum Ihrer Aufmerksamkeit. Das Bewusstsein für ein Zentrum ist notwendig, damit Kraft entsteht, aus welcher Beweglichkeit in verschiedene Richtungen erwächst.

Kraftzentrum Bauch

Sie kennen den Ausdruck »Nabel der Welt«. Damit ist ein besonders belebter und zentraler Ort gemeint – ein Zentrum, zu dem alle Wege hinführen und wieder wegströmen. Im Yoga (sowie auch in anderen Lehrsystemen) gilt der Bauchraum als Kraftzentrum. Hier befindet sich auch ein großes Nervengeflecht, der Solarplexus (Sonnengeflecht). Besitzt das Sonnengeflecht genügend Energie, dann funktioniert der Stoffwechsel auf allen Ebenen gut – wir fühlen uns kraftvoll, gleichzeitig beweglich und voller Energie. Auch in der indischen Medizinwissenschaft Ayurveda lehrte Charaka, dass »ein fehlerhaftes Verdauungsfeuer (Agni) zum fehlerhaften Funktionieren aller Gewebefunktionen führt und Ama (der Samen der Krankheit) entsteht«. Erste Anzeichen von schlechtem Stoffwechsel sind Müdigkeit, Lethargie, Energielosigkeit und dann die Gewichtszunahme. Reagieren wir nicht auf diese Signale, dann stellen sich Krankheit und fehlendes Selbstbewusstsein ein. Wir können etwas dagegen tun: Mithilfe der folgenden Yogaübungen sorgen Sie für genügend Energie und Kraft in der Körpermitte.

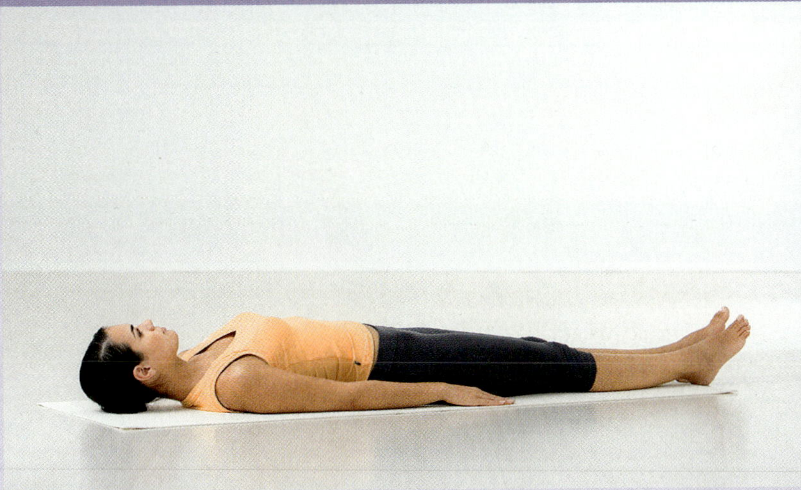

Wirkung
Die Übungsreihe bringt den Kreislauf in Schwung, kräftigt Bauch und Rücken und Sie fühlen sich anschließend zentriert in der Körpermitte.

Übungsreihe für einen gesunden Stoffwechsel

Track 16–20

Die ersten drei Übungen aus dem Kundalini-Yoga werden dynamisch geübt – verbunden mit einem gleichmäßigen, kraftvollen Atemrhythmus. Atmen Sie durch die Nase ein und aus.

Arm-Bein-Hebeübung

Sie heben überkreuzt einen Arm und ein Bein. Die Überkreuzbewegungen schaffen ein Gleichgewicht zwischen linker und rechter Gehirnhälfte. Die Bauchmuskulatur wird gestärkt und Wärme entsteht im gesamten Bauchraum.

1. Legen Sie sich auf den Rücken, die Beine lang ausgestreckt. Atmen Sie ein paar ruhige, langsame, tiefe Atemzüge und konzentrieren Sie sich auf die Atembewegung im Bauchraum – evtl. legen Sie die Hände auf den Bauch. Zentrieren Sie sich.
2. Beginnen Sie nun mit der Übung: Einatmend strecken Sie das linke Bein senkrecht nach oben und den rechten Arm über den Kopf in Richtung Boden.
3. Ausatmend legen Sie langsam Bein und Arm in die Ausgangsposition zurück.

Wichtig

Wenn Sie noch wenig Kraft in der Bauchmuskulatur haben, üben Sie mit leicht eingebeugten Knien. Legen Sie ein kleines Kissen unter den Kopf.

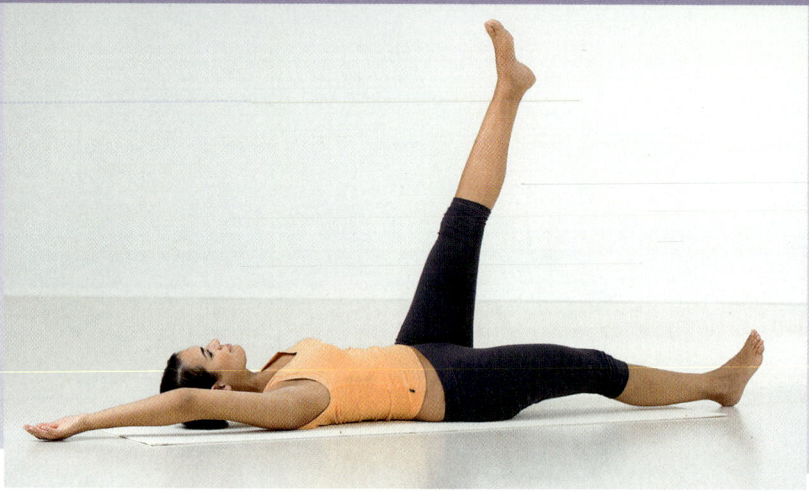

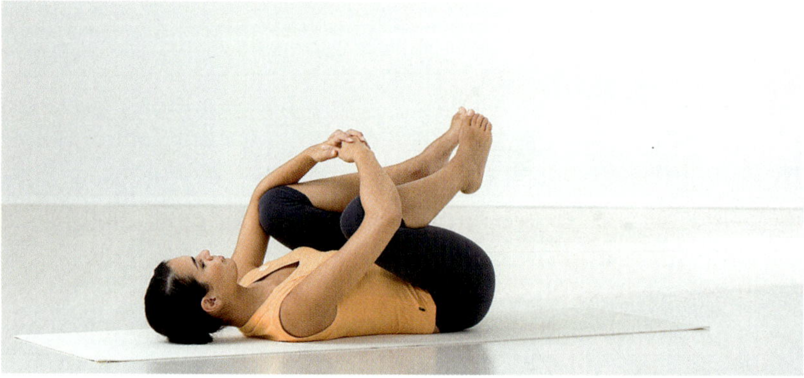

4. Wechseln Sie mit dem nächsten Atemzyklus die Seite: rechtes Bein und linker Arm.
5. Atmen Sie während der Übung kraftvoll durch die Nase ein und aus. Bewegen Sie sich am Anfang langsam, Sie können allmählich die Geschwindigkeit steigern. Üben Sie mit einem gleichmäßigen Rhythmus.
6. Üben Sie ein bis drei Minuten lang.
7. Kommen Sie in eine Ausgleichshaltung, die Bauchpressenhaltung: Ziehen Sie beide Beine zum Körper heran, umfassen Sie die Knie mit den Händen und spüren Sie nach.

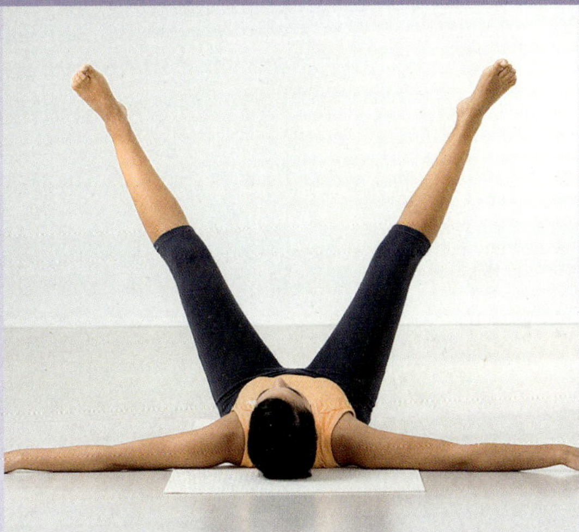

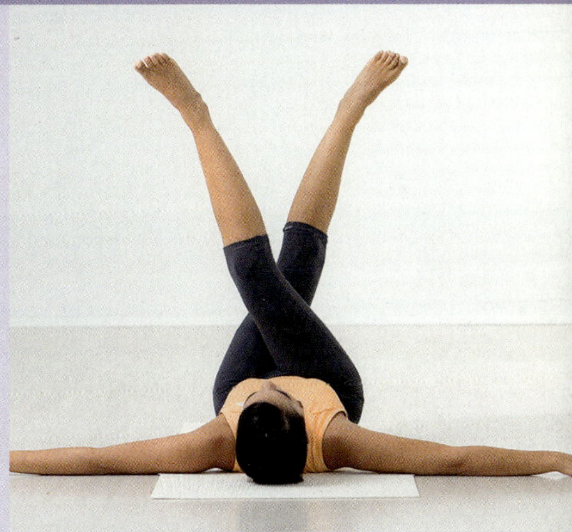

Grätschen und Kreuzen der Beine

Noch eine dynamische Übung für eine lebendige, kraftvolle Mitte:

1. Aus der Ausgleichshaltung heraus strecken Sie beide Beine senkrecht nach oben und breiten die Arme in Schulterhöhe seitlich am Boden aus. Die Handflächen zeigen zum Boden.
   Achtung: Wenn Sie dazu neigen, in dieser Haltung ein Hohlkreuz zu machen: Zur Entlastung des Rückens können Sie die flachen Hände unter das Becken legen.
2. Einatmend grätschen Sie die gestreckten Beine.
3. Ausatmend schließen und überkreuzen Sie im Wechsel die gestreckten Beine.
4. Atmen Sie kraftvoll durch die Nase ein und aus. Üben Sie ein bis drei Minuten lang in einem gleichmäßigen Rhythmus.
5. Kommen Sie anschließend wieder in die Ausgleichshaltung: Bauchpressenhaltung – siehe erste Übung.
6. Stellen Sie dann die Füße vor dem Gesäß auf.

Wichtig: Der untere Rücken muss immer im Kontakt mit dem Boden sein, dafür die Bauchdecke aktivieren. Yoga-Anfänger sollten langsam und bewusst üben.

Wirkung

Dies ist eine gute Übung, um die Bauchmuskulatur zu stärken und gleichzeitig die Muskulatur des Beckens, der Beininnen- und Beinaußenseiten zu kräftigen. Das Durchhaltevermögen wird gefördert.

Wirkung
Diese beiden Yoga-Haltungen kräftigen die Bauch- und Rückenmuskulatur. Die Bauchdecke wird fest und elastisch.

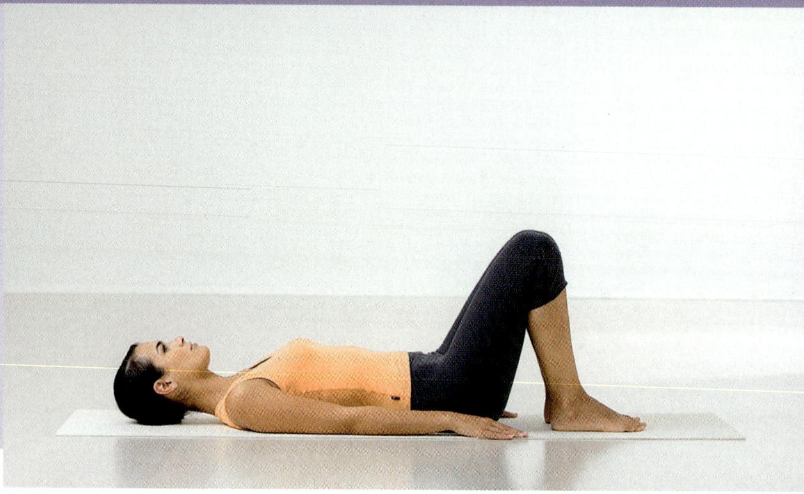

Halbe-Boot-Haltung und Schulterbrücke

1. In der Rückenlage stehen die Füße hüftgelenkbreit, parallel vor dem Becken. Die Arme liegen seitlich neben dem Körper. Der Nacken ist lang, das Gesicht entspannt. Atmen Sie tief und gleichmäßig.
   Achtung: Die Halbe-Boot-Haltung ist eine fordernde Haltung für die Körpermitte. Sie zu üben bedeutet, eine kleine Herausforderung anzunehmen! Anschließend, wenn Sie mit Ihrer Kraft in Berührung gekommen sind, fühlen Sie sich voller Energie. Versuchen Sie in der statischen Endhaltung immer mehr auch in der Anstrengung loszulassen: Kiefergelenke locker, Gesicht entspannt! In der Ausgleichshaltung Schulterbrücke dehnen sich die Bauchmuskeln wieder.
   Beginnen Sie nun mit der Visualisierung: Lenken Sie dabei die Wahrnehmung zum Bauchraum hin. Er ist das Zentrum Ihrer Tatkraft. Oberhalb des Nabels befindet sich ein großes Nervengeflecht: Das Sonnengeflecht (Solarplexus) – er wird auch als die »Batterie« des Körpers angesehen. Laden Sie mit Ihrer Atmung und Vorstellungskraft die Mitte Ihres Körpers mit Energie und Kraft auf: Einatmend nehmen Sie bewusst Lebensenergie auf. Ausatmend lenken Sie sie von den Lungen weg über die Schultern, Arme und Hände hin zum Sonnengeflecht.
   Atmen Sie fünf bis zehn Atemzüge lang mit dieser Vorstellung.

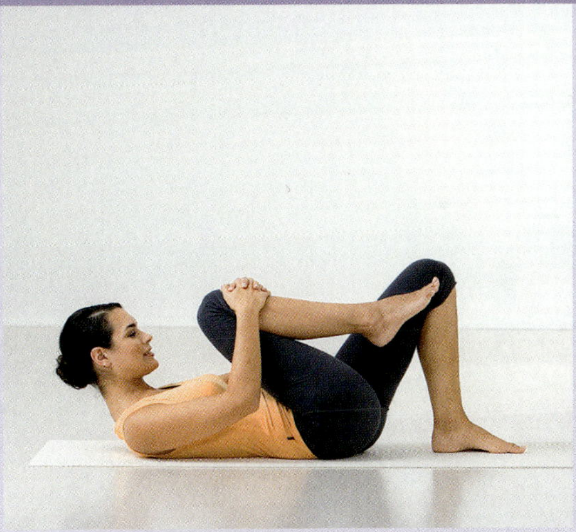

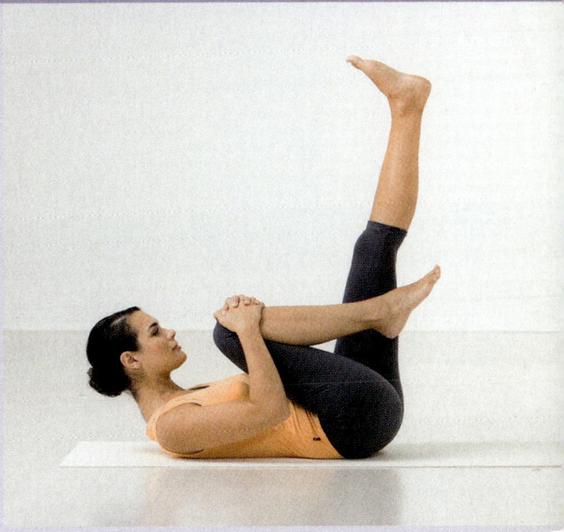

2. Ausatmend ziehen Sie das rechte Bein zum Körper heran und umfassen Sie das Knie mit den Händen. Heben Sie den Kopf an, nehmen Sie das Kinn zur Kehle heran.
3. Einatmend strecken Sie das linke Bein senkrecht, über die Ferse lang gedehnt, nach oben.

YOGA **Extra**

Bei der **Halbe-Boot-Haltung** steht der Bauch- und Nabelbereich im Zentrum des Bewusstseins. Der Bauchraum wird gestärkt. Die **Schulterbrücke** gleicht die kraftvolle Kontraktion der Bauchmuskulatur durch anschließende Dehnung aus. Nach den Vorstellungen im Yoga sitzt am Nabel ein spezielles psychoenergetisches Zentrum. Dieses wird Manipura-Chakra genannt und entspricht ungefähr dem Solarplexus (ist aber nicht mit ihm identisch). Der Solarplexus ist ein Nervengeflecht, das auch manchmal als zweites Gehirn bezeichnet wird. Das Manipura-Chakra steuert die Arbeit der Bauchorgane und reguliert den Energiefluss durch den Körper. Der Nabel wird als Sitz der Emotionen und des Willens angesehen.

Wichtig

Ist diese Haltung für den Nacken zu fordernd, dann umfassen Sie den Kopf mit den Händen und tragen Sie den Kopf – ziehen Sie ihn nicht aktiv hoch!

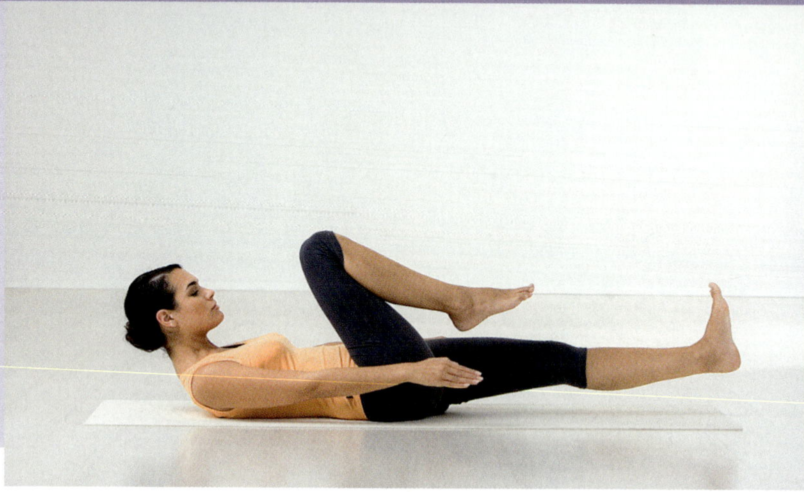

4. Ausatmend lassen Sie das linke, gedehnte Bein langsam nach unten sinken – ohne es ganz am Boden abzulegen – halten Sie das Bein ruhig atmend.
5. Strecken Sie nun die Arme seitlich neben dem Körper entlang nach vorn. Halten Sie die **Halbe-Boot-Haltung** statisch drei bis fünf Atemzüge lang.
6. Ausatmend lösen Sie die Haltung, indem Sie den Kopf zum Boden ablegen, die Beine zum Bauch heranziehen und mit den Händen die Knie fassen.
7. Wiederholen Sie nach einer kleinen Pause die Übung mit dem anderen Bein.

   Achtung: Während Sie statisch in der Halbe-Boot-Haltung verweilen, konzentrieren Sie sich auf Ihre Körpermitte:

   Sie spüren den Kontakt des Rückens mit dem Boden – die Kraft der unteren Bauchmuskulatur, um die Beine zu tragen – die Kraft der oberen Bauchmuskulatur, um den Oberkörper zu halten.

   Denken Sie auch ans gleichzeitige Loslassen der Körperteile, die nicht an der Haltearbeit der Übung beteiligt sind!
8. Wenn Sie die zweite Seite geübt haben, stellen Sie die Füße wieder vor dem Becken auf – kommen Sie in die Ausgangshaltung. Drücken Sie aktiv mit den Füßen zum Boden hin.

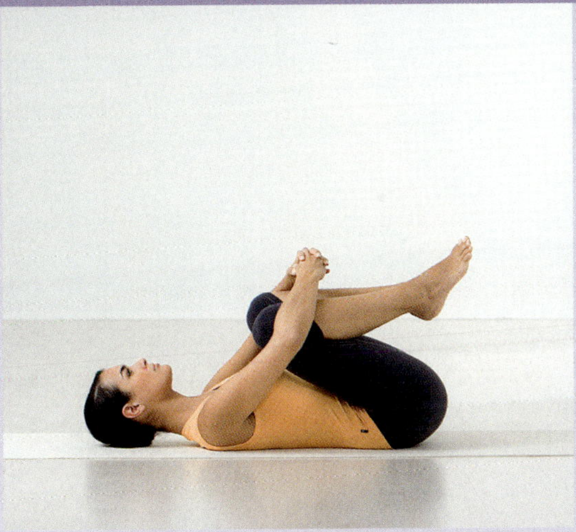

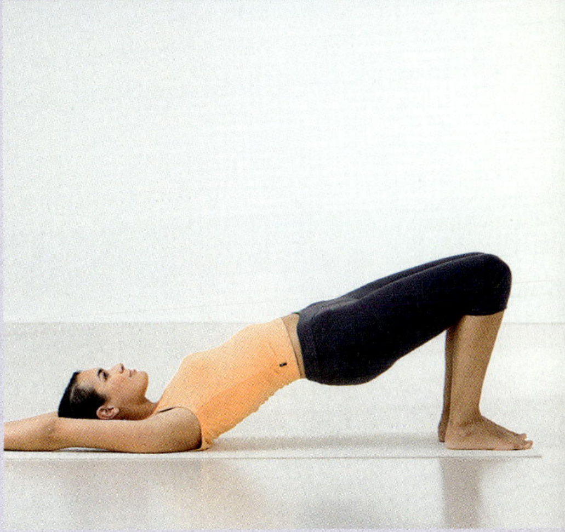

9. Einatmend heben Sie das Becken, den unteren und oberen Rücken. Kommen Sie in die **Schulterbrücke.** Führen Sie die Arme lang ausgestreckt nach hinten zum Boden hin. Atmen Sie in dieser Haltung drei bis fünf Atemzüge.
10. Ausatmend rollen Sie langsam die Wirbelsäule zum Boden zurück. Wenn das Becken am Boden ankommt, führen Sie auch die Arme neben den Körper zurück – kommen Sie in die Ausgangsstellung zurück.
11. Wiederholen Sie diesen Bewegungsablauf drei bis fünfmal.
12. Spüren Sie danach einige Atemzüge lang in der Rückenlage die Wirkung der Übung.

YOGA **Extra**

Beobachten Sie einmal spielende junge Katzen: Wie sie einander mit ihren Tatzen mal sanft und langsam, mal schnell und zielgerichtet heftig »tratzen« und damit immer wieder zum Weiterspielen reizen. Hier haben Sie das Spiel der Kräfte und der Beweglichkeit vor Augen.

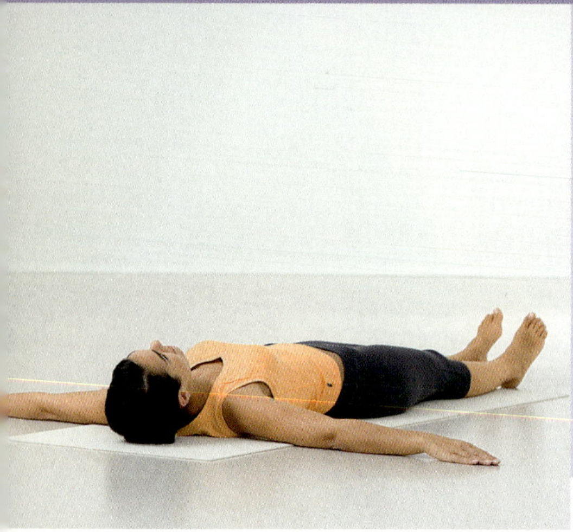

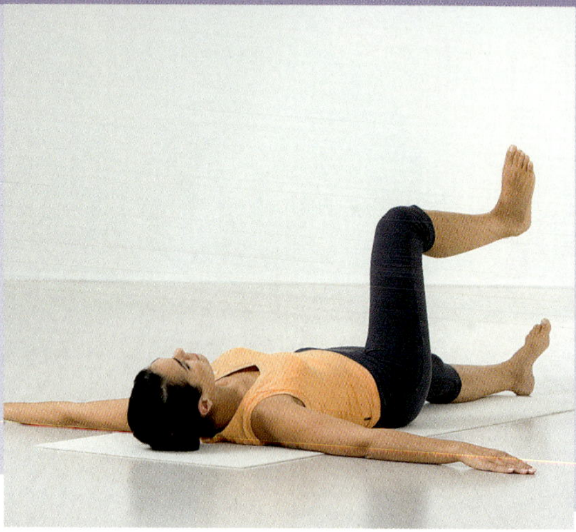

Wirkung

Diese Wirbelsäulendrehung mobilisiert die Wirbelsäule, sie dehnt die Brustmuskulatur und auch den unteren Rücken. Außerdem bewirkt sie eine vertiefte Atmung und regt die Verdauung an.

Krokodildrehung

Diese Form der Krokodildrehung wird dynamisch im Atemrhythmus geübt. Üben Sie mit einem tiefen, langsamen Atem. Konzentrieren Sie sich auf die Drehbeweglichkeit Ihrer Wirbelsäule nach links und nach rechts. Bleiben Sie achtsam und konzentriert, und üben Sie nicht ehrgeizig: Die Rückenmuskulatur und die Gesäßmuskulatur werden angenehm gedehnt – es darf kein Schmerz im Rücken entstehen. Genießen Sie Ihre Beweglichkeit!

1. In der Rückenlage sind die Beine parallel und lang ausgestreckt. Breiten Sie die Arme in Schulterhöhe aus, die Handflächen zum Boden gedreht.
2. Einatmend ziehen Sie das rechte Knie zum Körper heran, die Fußspitze wird herangezogen.
   Achtung: Gehen Sie nur so weit in die Drehung, dass die Schultern immer Bodenkontakt haben.
   Der Kopf kann sich in die Gegenrichtung zu den Beinen drehen, wenn Ihnen das angenehm ist.
3. Ausatmend lassen Sie das rechte Knie über das linke gestreckte Bein in Richtung Boden sinken – dadurch kommen Sie in eine Drehung. Die rechte Schulter löst sich nicht vom Boden ab!

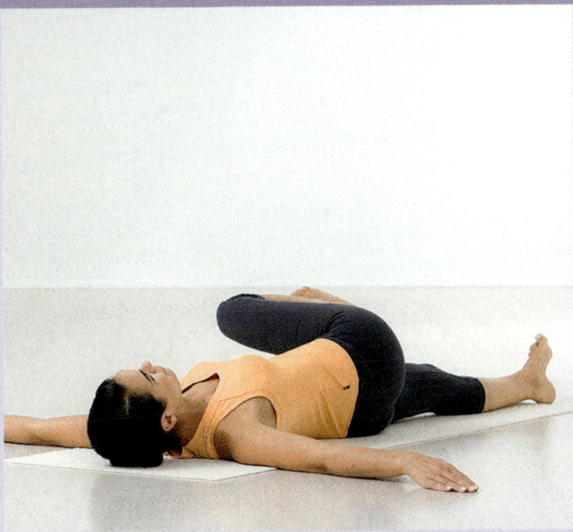

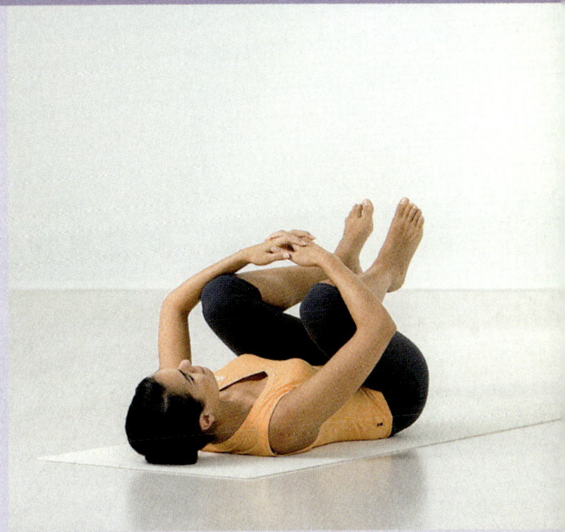

4. Einatmend drehen Sie sich zur Mitte zurück.
5. Ausatmend strecken Sie das rechte Bein wieder lang am Boden aus.
6. Wiederholen Sie die Drehung nun mit dem linken Bein nach der rechten Seite.
7. Üben Sie dynamisch ein bis drei Minuten lang.
8. Kommen Sie in eine Ausgleichshaltung, die Bauchpressenhaltung: Ziehen Sie beide Beine zum Körper heran, umfassen Sie die Knie mit den Händen und spüren Sie nach.

YOGA **Extra**

Was haben Sie mit der dritten Übungsreihe erreicht?
Sie haben den Stoffwechsel verbessert, das Verdauungsfeuer (Agni) angeregt und das zentrale Kraftzentrum mit Energie aufgeladen. Damit ist der nächste Schritt zu Wohlfühlfigur getan!

Wirkung

Yogatechniken sind eine Form der aktiven Entspannung. Die Ruhezeit danach ist wichtig, damit diese ihre Wirkung entfalten können.

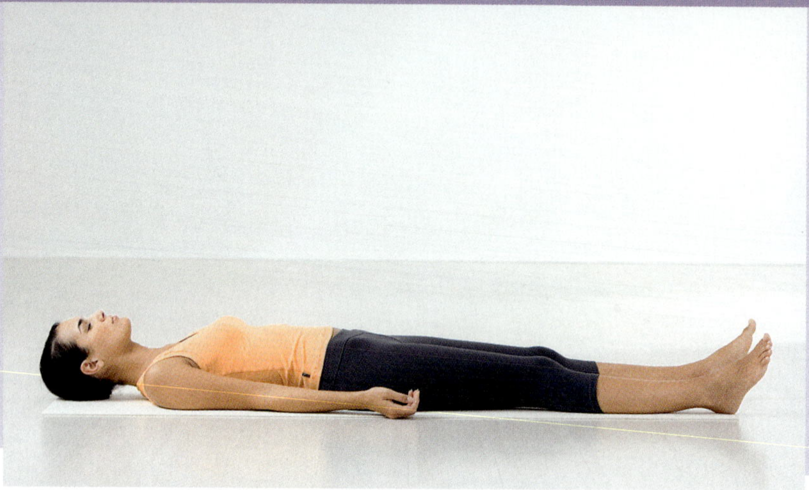

Track 21

Entspannung

Es ist wichtig, sich täglich eine Zeit der Entspannung zu gönnen. Diese Übung schließt stets Ihr Yoga-Übungsprogramm ab. Während der Entspannung lassen Sie alle Muskeln und Gelenke los und lassen sich von der Erde tragen. Der Körper ruht – der Geist bleibt klar und wach.

1. Legen Sie sich in die Rückenlage. Wenn Sie im unteren Rücken mehr Entlastung benötigen, dann legen Sie sich ein Polster unter die Kniekehlen. Eventuell legen Sie sich auch ein kleines Kissen unter den Kopf, der Nacken ist sanft gedehnt. Schließen Sie die Augen, das Gesicht ist entspannt.
2. Die Arme liegen etwas vom Körper entfernt am Boden, die Handflächen nach oben geöffnet.
3. Atmen Sie ruhig und gleichmäßig in alle Atemräume und visualisieren Sie, wie der Atem den Bauch- und Beckenraum und den gesamten Rumpf mit reinigender Luft und Energie anfüllt. Mit jeder Ausatmung beobachten Sie, wie mit der Luft Spannungen und verbrauchte Energie abgeatmet werden.
4. Nach fünf bis zehn Minuten lösen Sie die Haltung, indem Sie die Aufmerksamkeit nach außen lenken, sich räkeln und dehnen und dann über die Seite zum Sitzen hochkommen.

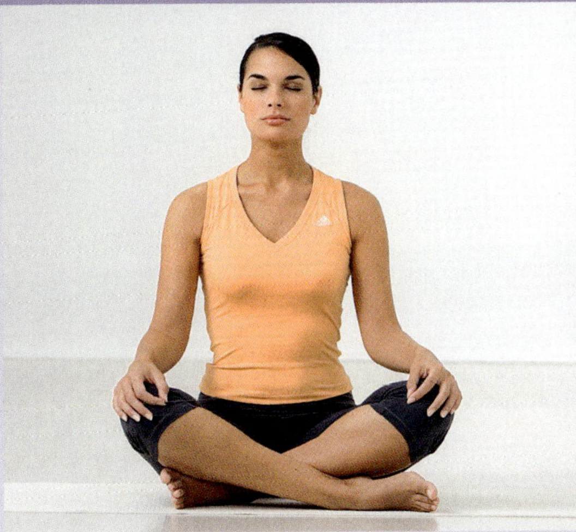

Wirkung

Diese Atemübung macht Sie frisch und lebendig. Sie kann sehr gut auch im Alltag zwischendurch angewandt werden.

Wichtig

Sitzen Sie im Rücken gut aufgerichtet und gleichzeitig entspannt im Schultergürtel. Ziehen Sie die Schultern beim Einatmen nicht hoch.

Atemübung

Track 22

1. Setzen Sie sich mit gut aufgerichtetem Rücken auf den Boden oder auf einen Stuhl. Fühlen Sie sich mit dem Untergrund verbunden und wachsen Sie über den Scheitel nach oben in den Raum. Die Augen sind geschlossen.
2. Die Schultern sind entspannt, die Hände liegen auf den Beinen.
3. Atmen Sie durch die Nase tief und vollständig ein, indem Sie schnüffeln, als wollten Sie den Duft einer Blume einatmen. Spüren Sie die Bewegung Ihres Zwerchfells?
4. Atmen Sie ohne Unterbrechung durch die Nase aus.
5. Versuchen Sie einen gleichmäßigen Rhythmus bei der unterteilten Einatmung zu erreichen und beim Ausatmen das gleichmäßige Gleiten des Atemstroms zu beobachten.
6. Üben Sie zwei bis fünf Minuten.
7. Spüren Sie noch einen Moment mit gleichmäßiger Atmung nach und beenden Sie dann die Yogapraxis.

Gehen Sie voller Energie mit innerer Gelassenheit in Ihren Alltag!

YOGA **Tipp**

Sie brauchen nicht nur so tun »als ob«: Schnuppern Sie während der Übung an Ihrem Lieblingsduft eines Aromaöls oder einer Blume!

Direkte und indirekte positive Wirkungen von Ayurveda-Yoga für Beweglichkeit und Idealgewicht

Beeinflussung folgender negativer Aspekte	Verbesserung von:	Positive Effekte für:
ungünstige Figur durch Übergewicht	Figur	Schönheit, Attraktivität und gesamte Beweglichkeit
Übergewicht und Fettsucht (Adipositas)	Körpergewicht	Beweglichkeit, Gesundheit, Lebensqualität
eingeschränkte Beweglichkeit	allgemeine Beweglichkeit	körperliche und geistige Beweglichkeit
Herz-Kreislauf-Erkrankungen	Ausdauer und Durchhaltevermögen	Sauerstoffversorgung und Durchblutung, gesamte Herzfunktion, Lebenserwartung und Erhalt der Beweglichkeit
Bluthochdruck	Elastizität der Blutgefäße	gesamtes Herz-Kreislauf-System und Erhalt der Beweglichkeit
Einschränkung des Atemvolumens und der Sauerstoffversorgung von Körper und Gehirn	Atemvolumen, Sauerstoffaufnahme, Sauerstoffversorgung des Organismus	verbesserte Funktion von Herz, Muskulatur und Gehirn
hohe Blutfette (Triglyceride und Cholesterin)	Fettverbrennung	Herz, Blutgefäße, Lebenserwartung und Erhalt der Beweglichkeit
Rückenerkrankungen und Rückenschmerzen	Stabilität und Beweglichkeit des Rumpfes und der Wirbelsäule	Funktion der Wirbelsäule und damit Stabilität und Beweglichkeit des gesamten Körpers
Gelenkschmerzen	Schmierung der Gelenke	Beweglichkeit und Gelenkfunktion
psychischer Stress	Antistress-Training	Herz-Kreislauf-System, Immunsystem etc., geistige Beweglichkeit

Literatur

Ayurveda

Ranade, S.: Ayurveda – Wesen und Methodik. Haug Verlag, Stuttgart 1994

Rhyner, H. H.: Das Praxis Handbuch Ayurveda. Urania Verlag, Neuhausen (Schweiz) 2004

Swami Sada Shiva Tirtha: The Ayurveda Encyclopedia. Sri Satguru Publications, Delhi 1998

Ayurveda und Sport

Grunert, D.: Gesund und leistungsfähig durch Ayurveda im Sport. Verlag Via Nova, Petersberg 2006

Ernährung

Rhyner, H. H./Rosenberg, K. D.: Das große Ayurveda-Ernährungsbuch. Urania Verlag, Neuhausen (Schweiz) 2003

Yoga

Berufsverband Deutscher Yogalehrer (Hrsg.): Der Weg des Yoga. Verlag Via Nova, Petersberg 1991

Grunert, U./Grunert, D.: Balance durch Ayurveda-Yoga. Knaur Ratgeber Verlag, München 2006

Grunert, U./Grunert, D.: AyurVedaYoga Yogaprogramme für die eigene Konstitution. 3 DVDs. pro literatur Verlag, Mammendorf 2006

Singh, S.: Das Kundalini Yoga Handbuch. Heyne Verlag, München 1993

Tatzky, B./Trökes, A./Pinter-Neise, J.: Theorie und Praxis des Hatha-Yoga. Verlag Via Nova, Petersberg 1995

Kontaktadresse der Autoren:

Dr. med. Detlef und Ulrike Grunert
Medien und Fortbildung für die Gesundheit
Am Goldbach 18
86720 Nördlingen

Tel.: 0 90 81-60 15
Fax: 0 90 81-2 31 05
E-Mail: info@yoga-schule.de
info@arzt-noerdlingen.de
Internet: www.yoga-schule.de
www.kinderarzt-grunert.de

Register

Adipositas 18, 24, 35, 37, 76
Alter 25 f., 35
Antrieb 17, 37
Arm-Bein-Hebeübung 65
Arteriosklerose 18, 22
Arthrose 23 f., 26, 30
Asthma bronchiale 18, 37
Atmung 16, 18 f., 23, 27 f. 43–47, 49–53, 56, 58 f., 62 f., 65 f., 68–71, 74 ff.
Ausdauer 17, 19, 29, 35, 37, 52, 67, 76

Balance 9, 11, 24 f., 29, 43
Bänder 23, 26 f., 31
Bauchpressenübung 66 f., 73
Belastung 16 f., 25 f., 28 f., 31
Bewegungsapparat 16, 26, 30
Blockierungen 54 f.
Blutdruck 34, 45, 76
Bogenschützenhaltung 52

Cholesterin 18, 76

Diabetes mellitus 18, 22, 30, 34, 37
Diäten 36
Doshas 10 f., 18, 38

Energie 12, 16 ff., 27 f., 36 f., 43, 45, 51, 53, 64, 73 ff.
Energiezentren (Chakren) 43, 55, 69, 73
Entspannung 19, 57, 63, 68, 74
Ernährung 8, 16, 19, 35, 37 f.

Fettdepot 13, 24
Fettverbrennung 23, 27 f., 34, 76
Flexibilität 23, 54

Gehirn 10, 23 f., 28, 30, 69, 76
Gelenke 9, 16 f., 23–27, 29 f., 37, 43, 51, 74, 76
Geschmacksrichtungen 16
Grätschen und Kreuzen der Beine 67
Grundumsatz 13

Halbe-Boot-Haltung 68 ff.
Herzinfarkt 18
Herz-Kreislauf-System 27, 34, 37, 47, 49, 76
Hormone 13, 23
Hundhaltung 58

Immunsystem 16, 23, 38, 76
Infektionen 23
Insulin 13

Joggen 9, 17, 23 f., 28 f., 51
Jo-Jo-Effekt 36

Kalorie 12 f., 15
Kamelhaltung 61 f.
Kapha 10 ff., 14 f., 17 ff., 24, 37 ff.
Katzenhaltung 57
Kindhaltung 56, 60, 63
Knochen 23, 25, 30 f.
Konstitution 10 f., 14 f., 19, 35, 54
Koordination 9, 23 f., 43
Krankheiten 18, 28, 34, 36, 55, 64
Kräuter, ayurvedische 38
Kreislauf 22
Krokodildrehung 72

Lebensenergie (Prana) 41 ff., 45 f., 49, 53 ff., 64, 69
Lebensqualität 24 f., 35, 76
Leptin 13

Massagen, ayurvedische 19, 39
Muskulatur 9, 13, 23, 26 ff., 30 f., 35, 37 f., 43, 53, 55, 60, 62, 66 ff., 72, 74, 76

Nahrungsergänzung 35, 38
Nordic Walking 17

Osteoporose 23 f., 30 f.

Pitta 10 ff., 14, 18, 38
Puls 28, 45
Psyche 16, 18, 24, 29, 36, 42 f., 54, 58, 76
Psychosomatik 18

Radfahren 9, 17, 23 f., 28 f.
Rasayana 35
Regeneration 28
Rückenschmerzen 30, 54, 72, 76
Ruhe 17, 19

Sauna 19, 39
Schlaf 16, 19, 23
Schmerzen 26, 43 f., 58
Schulterbrücke 68 f., 71
Sehnen 23, 26 f., 31
»Sich bewusst spüren« 48
»Sich Raum schaffen« 46
Sonnengeflecht (Solarplexus) 64, 68 f.
Stabilität 15, 17, 23 f., 31, 43, 54, 63, 76
Stoffwechsel 9 f., 12 f., 16, 18 f., 22, 27 f., 30, 34, 36 ff., 43, 64 f., 73
Störung (Vikriti) 18
Stress 16 f., 23, 42, 45, 76

Überforderung 12, 26, 31, 44

Vata 10 ff., 14, 18, 38 f.
Verdauung 16, 38, 64, 72 f.
Vierfüßlerstand 58

Walking 9, 23 f., 28 f.
Wärme 12, 36, 48, 65
Wirbelsäule 9, 30, 47, 52, 54–58, 61, 63, 72, 76

Impressum

Bibliografische Information: Deutsche Nationalbibliothek
Die Deutsche Nationalbibliothek verzeichnet diese Publikation in der Deutschen Nationalbibliografie; detaillierte bibliografische Daten sind im Internet über http://dnb.d-nb.de abrufbar.

Bildnachweis
Umschlagfoto und Fotos: Silvia Lammertz, München
Wir bedanken uns bei laura Burckhardt PR Agentur für Sportkommunikation/ USA PRO, Fitness- und Lifestyletextilien von Frauen für Frauen, für die zur Verfügung gestellte Sportkleidung.

Projektleitung: Bettina Huber
Redaktion: Dr. Marion Onodi, Planegg
Bildredaktion: Sylvie Busche (Ltg.), Markus Röleke
Herstellung und Satz: Sandra Hacke
Layout: griesbeckdesign, München
Umschlaggestaltung: ZERO Werbeagentur, München
Reproduktion: Repro Ludwig, A-Zell am See
Druck und Bindung: Offizin Andersen Nexö, Leipzig
Printed in Germany

ISBN 978-3-426-64475-1
5 4 3 2 1

Bitte besuchen Sie uns auch im Internet unter der Adresse:
www.knaur-ratgeber.de

Wichtiger Hinweis

Die im Buch veröffentlichten Ratschläge wurden von den Verfassern und dem Verlag mit größter Sorgfalt erarbeitet und geprüft. Eine Garantie kann jedoch nicht übernommen werden. Ebenso ist eine Haftung der Verfasser bzw. des Verlages und seiner Beauftragten für Personen-, Sach- oder Vermögensschäden ausgeschlossen.

So üben Sie Ayurveda-Yoga mit der CD

Die CD enthält drei Übungsprogramme:

1. Das Einsteigerprogramm – So starten Sie fit und motiviert in den Tag.
   Das Programm kann eigenständig geübt werden oder, wenn Sie fortgeschritten sind und mehr Zeit haben, als vorbereitende Übungssequenz für das weitere Programm dienen.
2. Das Entspannungsprogramm für die Wirbelsäule – So bekommen Sie eine aufrechte Haltung, werden beweglicher und gewinnen an Stabilität.
   Dieses Programm kann auch für sich alleine geübt werden und ist wiederum gut als Vorbereitung für das dritte Programm geeignet.
3. Das Energieprogramm für die Körpermitte – So stärken Sie besonders Ihren Bauch. Die Übungen bringen Kraft, regen den Stoffwechsel an und wirken anregend und erwärmend. Sie können dieses Programm eigenständig üben, wenn Sie wenig Zeit haben, oder anschließend nach einem oder beiden vorherigen Programmen.

Tipps zum Üben:

- Wenn Sie viel Zeit und Energie haben, üben Sie alle drei Programme fortlaufend.
- Beenden Sie jede Yogaeinheit mit dem Entspannungsprogramm und der abschließenden Atemübung.
- Bevor Sie mit dem Üben beginnen, sorgen Sie dafür, dass Sie nicht gestört werden. Richten Sie sich einen Platz zum Yogaüben ein: Nehmen Sie eine rutschfeste Matte und legen Sie eine Wolldecke, ein kleines Kissen, um den Kopf zu unterlegen, und ein Badetuch, welches Sie gerollt unter die Knie legen können, bereit.
- Vor dem Üben sollten Sie zwei Stunden lang keine größere Mahlzeit eingenommen haben und trinken Sie eine halbe Stunde vorher nichts mehr.
- Damit Sie sicher sind, dass Sie richtig üben, betrachten Sie die Bilder zu den Übungen im Buch und lesen Sie dazu die Anleitung.
- Optimal ist es, wenn Sie sich zusätzlich zum Buch eine Yogalehrerin und eine Yogagruppe suchen. Traditionell wird Yoga vom Lehrer an seine Schüler direkt weitergegeben – und der regelmäßige Besuch einer Yogagruppe wirkt motivierend!

Ich wünsche Ihnen viel Spaß beim Üben
und immer mehr Energie und Wohlbefinden!

Namaste
Ulrike Grunert